舒肝理气治百病 中医专科医案选编

马付平　马青变　编著

科学技术文献出版社
SCIENTIFIC AND TECHNICAL DOCUMENTATION PRESS
·北京·

图书在版编目（CIP）数据

舒肝理气治百病中医专科医案选编 / 马付平，马青变编著. —北京：科学技术
文献出版社，2016. 11（2024. 5 重印）

ISBN 978-7-5189-1605-4

Ⅰ. ①舒… Ⅱ. ①马… ②马… Ⅲ. ①疏肝—医案—汇编 Ⅳ. ① R256.4

中国版本图书馆 CIP 数据核字（2016）第 142922 号

舒肝理气治百病中医专科医案选编

策划编辑：孔荣华　责任编辑：孔荣华　孙苍愚　责任校对：赵　瑗　责任出版：张志平

出　版　者	科学技术文献出版社	
地　　　址	北京市复兴路15号　邮编　100038	
编　务　部	（010）58882938，58882087（传真）	
发　行　部	（010）58882868，58882874（传真）	
邮　购　部	（010）58882873	
官方网址	www.stdp.com.cn	
发　行　者	科学技术文献出版社发行　全国各地新华书店经销	
印　刷　者	北京虎彩文化传播有限公司	
版　　　次	2016 年 11 月第 1 版　2024 年 5 月第 7 次印刷	
开　　　本	880×1230　1/32	
字　　　数	108千	
印　　　张	4.75	
书　　　号	ISBN 978-7-5189-1605-4	
定　　　价	25.00元	

序　言

　　中医药学的历史悠久，有着丰富的疾病诊治经验，具有完整的理论体系，是古代生命科学的杰出代表，对中华民族的繁荣昌盛发挥了重要作用。几千年来，中医理论一直有效地指导着临床诊疗和养生保健；在现代医学高度发达的今天，中医药学仍然发挥着不可替代的作用。

　　中医理论认为，导致人体发病的病因分为外因、内因和不内外因。外因包括六淫、疫疠等，内因指内伤七情。七情是人体对外界环境的一种生理心理反应，是生命活动的正常现象，但在突然、强烈或长期的情志刺激下，一但超过了正常的生理调节范围，就会导致脏腑气血功能紊乱，最终产生疾病。内伤七情是导致内伤疾病的主要因素之一，人们在社会活动中，由于工作压力大、精神紧张，或长期持续的处于不良刺激下，都能引起人体阴阳气血失调，出现脏腑功能紊乱，最终导致疾病的发生、发展。

　　医案是中医药传承发展的重要载体，历代积累的丰富医案，既是中医药宝贵的学术财富，也成就了一批中医大家。如清代叶天士的很多学术思想和经验就来自临床验案。古代医案大多是类案，将一段历史时期的名老中医的医案加以精选编撰，让后人学习借鉴。

本书就是专科医案汇编，全书围绕脏腑、经络、气血的关系进行论述，基础理论与临床实践相结合，重点探讨情志变化影响人体健康及相关疾病的诊治，广泛收集古今方药与疗法，并结合医者体会，对医案进行了总结整理。本书以舒肝理气治则为主线，贯彻全篇，以病为章，镂析诊治，体例、内容颇具新意。全书内容丰富，条理清晰，通俗易懂，深入浅出。每病有因有证，有理有法，中医特色突出，遵循辨证论治的原则，总结出系列治法的方药，具有较强的参考和应用价值，也为基层中医临床医生带来了启迪和示范。中医药的根基在基层，中医药基层大有可为，这也是我在国医大师评审中认为基层可以出国医大师的理由。

　　本书作者马付平医师，自幼热爱中医，刻苦学习，勤于实践，扎根基层，终成当地名医。特别是在情志病和脾胃病方面颇有新识，在临床诊治之余，笔耕不辍，总结经验，完成《舒肝理气治百病中医专科医案选编》一书，是对医案传承发扬的有益尝试，值得鼓励和学习，也当推荐同道借鉴。书将付梓，先睹为快，乐呈序文。

中国工程院院士
中国中医科学院院长
天津中医药大学校长

丙申春日于津

前　言

　　医案是中医在治疗过程中对病证案例的记录。清代医家俞震认为：多读医案，能把医者治法之巧学到手。由此可见，中医可通过医案的形式向读者展现灵活多变的诊治经验。不少医案能给读者举一反三的启示，一篇出色的医案必须症因精审，辨证恰当，理法方药契合，有较可靠的效验记录，并能启发读者深思多虑，从而让读者悟出更出色的医果，推动祖国医学事业的发展，让社会进步，后人得益。所以说医案不是一份简单的诊疗纪实，它能反映编者的经验心得和治法特色，从而使读者学到一般方书论著所不易学到的临床见解和实际经验。

　　多数医案以类案的形式将一段时期的名老中医医案加以编撰，这样能使后来学者从这些类案中学到不同流派的学术经验和名医诸家之精粹，获得教益。本书以个案专科形式编著在一起，重点叙述情志变化影响到人体健康的严重性。本书每节都有开头语，结束后加按语，用通俗易懂的语言说明疾病的病因病机、治疗方法、处方、用药和疗效，使读者一看就懂，一学就会，能很快产生共鸣。

　　中医讲肝主疏泄，主要是指肝有疏通人体气机的功能。首先能疏泄情志活动，促进人们精神愉快，心情舒畅。其次能参与部分心气的活动，促进心脏的血液循环。最后调畅脾胃升降，协助脾胃加快消化和运输功能。西医讲肝脏是人体的重要代谢器官，在物质代谢方面肝脏处于非常重要的地位。总之，肝功能正常、气血相和、代谢畅通，人的精神愉快，则百病不生；反之，肝胆疏泄功能失常，气机不畅，肝气郁结引起气滞，代谢受阻造成气血不行则血流不畅导致血瘀，久而久之形成积块增加了癌变的概率。正如北京中医药大学郝万山教授所说："不生气就不生病"，这很有道理，但如果生气得了病怎么办？就可以用疏肝理气的办法治过来，这是贯穿全书的主线。

本书第一篇讲了脏腑、经络、气血等方面的关系，以及经络在临床应用和治疗作用等方面的知识，意在使读者重温中医基础理论，便于在临床中运用这些理论知识来指导辨证论治，从而进行有效合理的治疗，提高治愈率。

七情致病主要体现在人体气机方面的变化，主要是人们的思想情绪过激而引起，它不但能影响五脏六腑，也能影响到四肢百骸，甚至引起更重要的疾病。

全书共分5章，39节，150个案例。全书章节分为脏腑经络气血关系篇、舒肝理气治疗多种疾病篇、舒肝理气治疗妇科疾病篇、舒肝理气治疗恶性肿瘤篇以及疑难杂症拾遗篇，全书病因病机均应用中医理论知识，并多处有新意。

现代社会人们对健康的认识较以往有了质的飞跃，因此，越来越多的人意识到没有健康的体魄，一切理想都难以实现，当我们在关注健康时，必要的医学常识是不可少的。医学常识的获得除了直接向医生请教外，读书可以说是最有效的方法。建议大家多读书，读好书，增加知识，增进健康，在实现理想的进程中贡献自己的一份力量。

　　编著本书的目的在于通过抛砖引玉的方法，让读者从舒肝理气中有所借鉴，以便发挥自己的聪明才智，总结出临床经验，进一步推动中医事业的发展，惠及人民大众。

　　本书在编著过程中得到了有关部门和领导的支持，同时在提供资料信息、校对、打印等方面得到了赵连璧、吴霞、白健等不少同志的支持与帮助，至此一并感谢。

　　由于编著水平有限，缺点和错误在所难免，望广大读者批评指正。

目　录

第一章
人体脏腑气血经络关系篇

第一节　脏腑概说

　　"脏腑"是内脏的总称，中医学称脏腑学说为"脏象"，"脏"是指内脏，"象"是指征象，也就是人体各脏器的生理活动或病理变化，体现于体外的各种征象。脏腑学说就是以整体观念为指导，通过观察人体的外部征象来研究脏腑内在的生理功能、病理变化及其相互关系的学说，是中医学的理论核心，体现了中医学的整体观念和辨证论治精神，体现了中医学病理、生理的有机联系，是临床辨证施治的主要依据，是学习临床各科的基础。

　　中医学的脏腑概念与现代医学的脏器概念完全不同，如中医所讲的心，不仅包括了现代医学中循环系统的功能，还包括部分中枢神经系统的功能在内。需强调的是，中医的脏腑不单是一个解剖名词，更重要的是指一个功能单位而言，并且所讲的功能也与现代医学不完全相同。中医的脏腑包括五脏、六腑和奇恒之腑。

　　"脏"指五脏，即心、肝、脾、肺、肾，心包也列入脏的范围，心包是心脏的外围，有保护心脏的作用，病理变化与心一致，故多把它附属于心，习惯称五脏。脏是脏器组织充实有化生和储存营养物质的功能，有"藏精而不泻"的特点，精、气、血、津液作为其活动的物质基础。

"腑"即六腑，包括胆、胃、大肠、小肠、膀胱、三焦，指脏器组织中中空有腔、有出（排出）、有纳（吸收）、有传化的功能器官。有"传化物而不藏"的特点。

奇恒之腑是异于平常脏腑的器官，它在形态上与腑相似，而在功能上与脏相似，具有藏精而不泻，又不传化浊物的特点，包括脑、髓、骨、脉、女子胞、胆。因为胆所藏之胆汁清净不浊，与脏的贮藏精气功能相似，而胆排出胆汁与腑的传输功能相似，所以胆既是六腑之一也是奇恒之腑之一。

脏与腑之间由经络相互联系组成表里关系，络脉相通，互相依存，互相制约，形成一个完整的统一体。脏属阴，属里；腑属阳，属表。心与小肠相表里，肝与胆相表里，脾与胃相表里，肺与大肠相表里，肾与膀胱相表里，心包络与三焦相表里。

第二节　脏与脏之间的关系

脏腑之间虽然有不同的生理功能，但是又密切地联系在一起，相互制约，相互依赖，构成一个完整统一的整体，维持人体正常的生命活动，了解它们之间的相互关系对临床辨证论治有很大意义。

一、心与肝

心主血，肝藏血，心肝之血互相滋养，共同配合血液循环，调节血量。心血充足则肝血旺盛，能发挥其贮藏和调节血量的作用，以适应人体活动的需要。肝藏血的功能正常又有助于心血正常运行。所以心血不足，则肝血亏损；肝血亏损，则心血不足。临床就会表现出心悸、面色无华、肢体麻木、眩晕等心肝血虚的症状。

心主神志，肝主疏泄，二者与人体精神活动有关。心血充足，肝血旺盛，则气机通畅，人体心情舒畅，神志清明。心肝发生病变则互相影响，如心肝血虚时除有心虚症状外，还有精神方面的改变，如不寐多梦、精神衰弱和情志抑郁、易惊胆怯等症状。

二、心与脾

心主血，脾统血，心血的生成来源于脾运化的水谷精微，脾的运化功能也需要心血的濡养和心阳的推动，二者互相滋生，互相为用。如脾不健运则血液生化之源不足，使心血不足。反之心血不足，则心阳不足，不能濡养脾，也不能推动脾的运化，所以临床往往心脾两虚多同时见到。

心阳是推动血液运行的动力，脾是控制血液能在脉道内运行，二者共同作用使得血在脉内循环不息。

三、心与肺

心与肺主要是互相为用的关系。心主血，肺主气，血的运行虽为心所主，但又须靠肺气的宣发协助，肺的宗气能输布全身也须靠贯注于脉中的心血来实现。血无气的推动则滞而不行，引起血瘀，气无血载，则气无所附，导致气行障碍而为气滞，足可见气血相互为用。心肺两虚临床可见心悸、气短、手足不温、咳嗽、胸闷等症状共同出现。

四、心与肾

心肾均为脏，属阴，但心为阴中之阳，肾为阴中之阴，心肾之间具有阴阳互济、升降相交、互相滋养的关系，心阳不断下降以温养肾阳使之不寒，肾阴不断上济濡养心阳使之不亢，这种阴阳相济的关系又叫心肾相交，使人体保持在一定的平衡状态来维持正常生理活动。如果肾阴不足不能上济于心，则心阳独亢，易引起心肾不交的症状，如心悸、心烦、不寐、多梦、腰酸腿软、遗精等症状。

五、肝与脾

肝藏血主疏泄，脾运化水谷精微而生血，肝疏泄条达，气机舒畅，则脾气健运。而肝血又靠脾运化的水谷精微不断补充，使之充足，才能使气机舒畅条达。二者互相影响，如果肝脾不调则见纳呆、腹胀、泻泄、胸胁满闷、善太息等。

六、肝与肺

肝主疏泄，性喜条达以升发为顺，肺主肃降，以下降为常，一升一降，使气血通达畅行。如肝气上逆，可见胸胁胀满、喘促、眩晕等。肝气郁结，郁久化火可上逆炽伤肺阴，如肺失肃降可表现咳嗽、咯血、口苦、目赤、心烦易怒等。

七、肝与肾

肝藏血，肾藏精，二者主要表现为精与血的关系。精血互生，故有肝肾同源之称。所以肾阴虚和肝阴虚可同时出现，临床表现有眩晕、胁痛、目干、腰膝酸软、五心烦热、盗汗等症状。临床治疗时补肝阴和滋肾阴的药物性能基本一致。

八、脾与肺

脾将水谷的精气上输于肺，与肺吸入的精气相结合而成宗气。肺气的强弱与脾运化精微有关，故脾气旺盛则肺气充沛，若脾虚影响到肺时，可见食少、懒言、便溏、气短等症状。临床上常用补脾益肺的方法来治疗。又如临床常见慢性咳嗽患者出现痰多稀白、容易咳出、体倦食少、浮肿等症状，表明病表虽在肺，而病本实在脾，必须用健脾化痰燥湿的方法才能收效。所谓"脾为生痰之源，肺为贮痰之器"，这些都体现了脾与肺的关系。

九、脾与肾

脾运化水谷精微为后天之本，肾藏精为先天之本。脾的运化功能靠肾阳的不断温煦，肾藏先天之精；又靠运化水谷精微的不断濡养和补充，才能推动正常功能。二者相互促进。另外脾运化水湿，肾主水，二者共同配合调节水液平衡。如果肾阳不足，则不能温煦脾阳，脾阳不足而导致运化失职。反之脾阳不足亦可导致肾阳不足，所以任何一脏的阳虚均可导致脾肾阳虚。临床表现为水肿、形寒肢冷、五更泄泻等。

十、肺与肾

肺主肃降，通调水道，使水液下归于肾。肾主水，经肾阳蒸化，使清中之清上归于肺，并依靠脾阳的运行，共同完成水液代谢的功能。肺主呼吸，肾主纳气，两脏有协同维持人体气机出入升降的功能。肺、脾、肾三脏，一脏功能失调就可引起水液潴留而发生水肿。

第三节　腑与腑之间的关系

六腑是传导食物的器官，它们既有分工又有协作，共同完成食物受纳、消化、吸收、传导和排泄的过程。如胆疏泄胆汁，助胃的消化；胃主受纳腐熟，消化水谷；小肠承受吸收，分清泌浊；大肠吸收水分和传导糟粕；膀胱贮存和排泄尿液；三焦是水液升降排泄的通道等。它们之间的关系是十分密切的，其中一腑功能失常或发生病变，都会影响食物的转化。腑的共同特点是泻而不藏，以通为顺，根据这一原理，目前中西医结合治疗急腹症时均可使用通里攻下的方法。

第四节　脏与腑之间的关系

五脏主藏精，主里，为阴。六腑主传化物，主表，为阳。脏腑之间就是一脏一腑，一表一里，一阴一阳互相配合的关系。脏腑表里相合，主要是通过经脉来实现的，脏脉络于腑，腑脉络于脏。如肺与大肠，心与小肠，肝与胆，脾与胃，肾与膀胱，心包络与三焦均互为表里，它们之间的结合，是依其生理功能上的相互联接、相互为用而存在的。

一、肺与大肠的表里关系

肺与大肠有经脉相连通，构成肺属里、大肠属表的关系，肺的肃降功能正常，有助于大肠的传导功能，肺气肃降则大便通畅，而大肠传导通畅，又有利于肺的肃降功能，二者相互影响。肺失肃降则会产生排便障碍，如肺气虚，常导致大便秘结；反之大便秘结也会影响肺失宣降，而出现胸闷、气喘等症。

二、脾与胃的表里关系

脾胃同属于中焦，胃属表，脾属里，构成表里关系。脾气宣升，运化水谷精微得以上输，胃气主降，使水谷饮食得以受纳、消化和排出，脾胃一升一降，气机调畅。脾喜燥而恶湿，胃喜湿而恶燥，二者保持一定平衡，共同完成水谷精微消化、吸收、运输、营养全身的任务，所以脾胃有"后天之本"之称。

三、肝与胆的表里关系

肝与胆之间有经脉相连通，肝属里，胆属表。只有肝的疏泄功能正常，才能维持胆汁的储存和排泄；当胆汁郁滞不通，分泌异常时，也会影响肝的疏泄功能，所以二者在功能上相互影响，在病理上症状互见。如肝胆病都可见到口苦、胁痛、黄疸等，治疗上也用肝胆同治的办法，治疗肝的药物也能治胆。

四、肾与膀胱之间的关系

肾与膀胱有经脉相连通，肾属里，膀胱属表。膀胱的功能与肾气盛衰有关，肾气充足，有助于膀胱储存和排尿功能的正常活动，维持水液正常代谢。

五、心与小肠的表里关系

心与小肠有经脉连通，二者互相表里，互相影响。如心火亢盛则下移小肠，可引起小便短赤、尿痛、炽热等症状。如心气正常小肠才能发挥其分别清浊的功能，而小肠功能正常有助于心气的正常活动。

（附）三焦

心包络与三焦在经脉上也存在着表里络属的关系，它们之间相合是"心包为血液之使，三焦为原气之使"，二者一内一外互为表里。三焦是水液精气循环的道路。古代医学家认识到体内水液精气运行并非一脏一腑所能单独完成的，故将躯干分为三段，膈以上是上焦，膈至脐为中焦，脐以下为下焦。三焦借肺、脾、肾三脏阳气推动全身各脏腑共同完成水液运化、吸收、输布、利用、排泄等功能，称之为三焦气化。肺、脾、肾三脏阳气均来自于命门，故命门（肾阳）化生之元气是三焦气化的动力，所以所有生命活动之处均离不开三焦的气化功能。

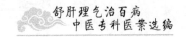

第五节　气血津液的生理关系

气、血、精、津液是人体重要的组成部分，是人体生命活动的物质基础。脏腑的功能活动不断产生气、血、精、津液，反之又依赖气、血、精、津液的不断补充才能产生功能活动。精将在第二章第六节肾的生理中论述。本节着重讨论气、血、津液的生理。

一、气

气的含义涉及面较为广泛，总的来说可归纳为两个方面：一是指体内流动着的富有营养的精微物质（如营气、卫气），二是指脏腑功能活动的能力。

在人体各部均分布有流动着的精微物质，由于分布的部位不同而有不同的名称，如聚在上焦的叫"宗气"，聚在下焦的叫"元气"，宣发在肌表的叫"卫气"，运行在血脉中的叫"营气"，现分述如下。

1. 元气

元气发源于肾，包括元阴元阳（肾阴肾阳）之气，因其由先天之精所化，所以叫"元气"。元气是人体生化的原动力，它的作用是激发和推动五脏六腑的功能活动，元气的持续有赖于后天营养的不断滋生。

2. 宗气

宗气积于胸中，它是食物所化生的精微之气和吸入的自然空气相结合的产物，因其是内在与外在之气的综合体，又是灌溉全身之气的起点，故叫"宗气"。宗气的作用，一是助肺主呼吸，凡语言、声音、呼吸的强弱均与宗气的盛衰有关；二是把水谷之精的剽悍部分宣发于脉络，把水谷之精的精华部分贯注于脉中以营养全身。凡气血的运行、肢体的寒温和活动能力多与宗气有关。

3. 营气

营气是由水谷精气所化生，营气运行于脉中，也就是宗气贯注脉内的营养之气，所以叫"营气"。营气属于血液的组成部分，它的作用是以血脉为轨道，昼夜不息地运行于周身上下、表里各部、五脏六腑、四肢百骸，以此营养全身。

4. 卫气

卫气是由水谷悍气所化生，由宗气宣发于脉外，它是人体阳气的一部分，因其具有保卫肌表抗御外邪的作用，因此叫"卫气"。卫气在内有温养五脏六腑的功能，在外有温养肌肉、润泽皮肤、滋养腠理、启闭汗孔的作用。因此人体的脏腑活动，特别是肌肤的功能是否正常，与卫气的强弱有很大的关系，若卫气不足则表不固，外邪就会乘虚而入。

营气和卫气都是从饮食物中化生出来的，营气是饮食中的精气，卫气是饮食中的悍气。营气运行在血脉之中，具有化生血液的作用，卫气运行在血脉之外，具有温养肌腠、保卫体表的作用。

综上所述，元气为先天之精所化，营气、卫气由宗气（脾胃之气）所生，营卫之气与自然之气相合即是宗气。元气、宗气、营气、卫气与各脏器功能的总合叫正气或真气。

总之，精、气、血、津液是维持脏腑正常生理和机能活动的物质基础，但它们的生成与转化又是脏腑功能综合活动的结果，这两个方面是互为消长、互为出进的。例如人体的各项机能活动必须要消耗一定的精、气、血、津液等物质，而这些物质的生成，又必须消耗一定的能量，这样不断的此消彼长，并经常保持其相对的平衡，正是人体不断发展成长的必要条件。

5. 气的病变有三

气来源于脾胃，出入升降于肺，疏散发泄于肝，帅血贯脉行于心。由此可见气与五脏的关系极为密切，所以某脏发病都会直接或间接反映出不同的病证。一般临床常见的病证不外气虚、气滞、气逆等。

（1）气虚：造成气虚的原因，多系体质虚弱或久病失调或各组织器官衰退。其主要表现为气短、懒言、语言低微、心悸、自汗、头晕耳鸣、体倦乏力、食少、脉虚等。此外脱肛、子宫下垂等亦属气虚的范畴。

（2）气滞：气应通畅，周流全身，一旦精神抑郁或因食滞、痰湿郁阻，使气机不得宣畅均可引起气滞，其主要表现为胸痞满闷、胁肋胀痛、腹痛食减、便秘、痰多、喘满等。

（3）气逆：外邪束表，邪阻肺胃或停痰留饮，积于中脘，或肝气郁结，横逆犯胃都可导致肺失肃降，或胃失和降而致气逆，其主要表现为咳嗽、呕吐、嗳气、呃逆等。

二、血

血是循行于脉管之中，具有营养作用的红色液体物质，是构造人体和维持人体生命活动的基本物质之一。血的来源有二：一是来源于水谷精微，饮食入胃经过消化吸收，其精华部分通过脾的运化功能上输于肺，经心的气化作用变成血；二是来源于肾，因肾藏精主骨生髓，精髓为化血之源。

血的精微物质循环于脉中以滋养人体，凡皮肤、肌肉、筋骨和脏腑等都需要血液供应营养，才能维持功能活动，故有目受血能视、足受血能步、掌受血能握、指受血能摄等说法，这些都是基于血的灌注和营养而起的作用。

血的作用主要是营养全身，血液之所以能够正常运行脉中周流不息，主要是依靠心气的推动、肝脏的调节及脾气的统摄。因此，血的病证和心、肝、脾三脏密切相关。临床常见的血证，不外血虚、血瘀和出血等。

（1）血虚：血虚是指血量不足，一是由于某种因素造成的出血引起血虚；二是由于久病血虚，如脾胃病久不愈影响血液化生而引起血虚。其主要表现为面色苍白，唇、舌、指甲色淡无华，眩晕，心悸，气短，疲倦乏力，手足发麻，脉细等。

（2）血瘀：血瘀是指受某种因素的影响，如热邪灼伤脉络或外伤促使血液渗出脉外停滞于体内或局部。因经络受到瘀血的阻滞，故其主要表现为疼痛、肿胀、痛处不移、痛如针刺、得温暖而痛不缓解、皮肤呈现紫斑、舌质出现紫暗或瘀血点。

（3）出血：出血的原因很多，凡外邪传里化热，热入血分，迫血妄行，肝胃郁热，热伤脉络，中气下陷，脾失统血，跌打损伤均可致出血。其主要表现为吐血、衄血、咯血、便血、尿血或耳、目、肌、肤等出血，此外还有女子月经过多及崩漏等。

三、津液

津液是指人体一切正常水液的总称，是构成人体和维持人体生命的基本物质之一，能出入经络，环流周身濡养各脏腑器官组织。

"津"指清而稀的水液，随三焦之气出入肌肤腠理之间；"液"指浓而稠的水液分布于关节、脑髓、孔窍等处。津和液同属一体，所以临床上常统称津液。此外汗、泪、涕、胃液、唾液等各种腺体分泌物也属津液之内。

来自于饮食水谷精微所化生的液体，经由脾胃的吸收运化，小肠的分清泌浊，肺的输布，再经三焦的气化等共同作用而生成，同时经三焦再输布于全身。

1. 津的功用

津可布散周身，充养和滋润皮肤、肌肉、脏腑、组织、经脉等。津是血液的组成部分，能补充血液中的水分。

2. 液的功用

液能充养骨髓、脑髓，润滑关节，濡养和保养孔窍。津液的生成、布散、环流和排泄都与三焦的气化功能有关，也就是与肺、脾、肾三脏有不可分割的关系。如汗、尿的排泄就是津液环流代谢的表现，如腠理闭塞、汗孔不畅是属上焦不宣，责之于肺。膀胱不利是属于下焦不通，责之于肾。若胃脘不和，水饮停蓄，是属于中焦失运，责之于脾。

由此可见，津液的代谢是推动体内液体平衡的主要环节，若津液生成不足，或大汗、大吐、大泻、大出血之后，或持续高热、耗伤津液过多，就会产生皮肤干燥、口唇燥裂、舌面无津、口渴咽干、目涩、大便秘结、小便短赤等一系列燥证。反之津液耗伤会使气血同时亏虚，而气血亏损，津液也自然会缺乏，出现各种病变状态。

总之，气血津液是互相化生、互相作用、互相存在的一个整体，它们共同构成一个具有营养和保卫全身功能的循环体系，有着不可分割的关系。

四、神

神是脏腑机能活动的外在表现，也就是人的精神状态，它包括人的感觉、听觉、视觉、动作、思维等一系列的精神活动。

古代医学家根据他们的生长实践，认为人的感觉、动作、思维等精神活动是由五脏分属的，因此提出"心藏神""肝藏魂""肺藏魄""脾藏意""肾藏志"的说法。同时还认为人的精神活动与机体的精、气、血、津液等是互相依存不可分割的整体。精、气、血、津液充足时脏腑能力活动正常，人的精神、意识、知觉、运动就旺盛。反之物质缺乏则机体活动衰退，人的精神就会表现为萎靡不振，因此精、气、神可视为人体活动的根本。三者之间具有相互滋生的关系，精充、气足、神全是健康的保障，精亏、气虚、神耗是衰老的原因。

第六节　经络的作用和临床应用

经络是构成人体的重要组成部分之一，是气、血、津液运行的通道，能沟通人体内外，联系表里，连接脏腑器官、孔窍、皮毛、筋骨等，能调节人体各部分的功能。它既有规律性的循环路线，又有错综复杂的联络交会遍布全身，把人体各部分紧密地联结成一个统一的整体。

经络包括经脉和络脉，经即路径之意，经脉是经络的主干，循行于深部。络即联络，网络之意，络脉是经络的分支，横行而比较细小，循行部位较浅表。经络学说是研究人体经络系统的生理功能、病理变化及其与脏腑相互关系的学说，是中医学基础理论的重要组成部分。

1. 经络的生理方面

经络有运行气血，联络各脏腑器官组织，抵抗外邪侵袭的作用。通过经络的运行传注，气血才能通达全身而发挥濡养，通过温煦作用，才能抵抗外邪。由于经络的沟通联络，通过以十二经为主体及奇经八脉的协调，大小经脉网络其间，从而内联脏腑外联四肢九窍及皮、肉、筋、骨、脉等，使人体联成一个完整的统一体，维持协调脏腑器官的功能活动和正常生命活动。

2. 经络的病理方面

经络的功能失调，容易受到外邪侵袭而发病，病邪又通过经络由表入里，由浅入深地传入人体内脏，它的传入次序是外邪先侵入皮毛腠理沿着经脉至腑传脏，然后脏腑发生病变也可由此沿着经络由里向外，由所属脏腑反映到所属体表组织。因为每一条经脉都和人体脏腑、筋骨、肌肉、五官九窍相联系，并靠该经脉运行气血来温养，所以当一脏发生病变时都能循经络反映到所属体表和该经脉循行部位，如肝火上亢引起目赤红肿，肝经布两胁，所以又引起胁痛。如心火移于小肠引起尿短赤、尿道灼热等。

3. 诊断方法

根据六经的传变规律，在临床应用于外感热病六经辨证，它的传变也是由表入里，先由太阳经不愈传阳明经，传少阳、传少阴最后传厥阴。另外由于每支经脉都有其固定的循行部位和所属脏腑，可以根据每支经脉特有的症状来进行临床诊断，如头痛部位不同所代表的病变也不同，后头痛为太阳头痛，前额痛为阳明头痛，痛在两侧为少阳头痛。临床根据证候表现，结合经脉的所属部位，进行分析辨证，就可做出正确的判断和治疗。

4. 治疗方面

经络学说被普遍的应用于各种治疗，如在药物、针灸、推拿、气功及针麻、电针、头针、割伤等方面，都是通过调节经络的功能活动而达到治疗的目的。药物归经，对临床治疗时选择药物很有指导意义。如羌活入太阳经，白芷入阳明经，柴胡入少阳经等。通过临床实践发现往往按经选药或循经选穴进行治疗都可以收到较好的效果。

综上所述，经络的理论在生理、病理、诊断、治疗各方面都有着重要的意义，它贯穿在中医学的整个理法方药之中，成为指导临床各科的基本理论之一。

中医工作者首先要学懂、学通脏腑、气血、经络各方面的关系才能从理法方药上辨证辨病，进行有效合理的治疗，提高治愈率；否则开口动手则易出错，本书开篇即列出脏腑气血经络关系就是想表达这个意思。

第二章
舒肝理气治疗多种疾病篇

肝的主要功能是藏血，主疏泄，为罢极之官，肝开窍于目，体阴而用阳，所以肝脏病变常见的证候有肝气郁结、肝火上炎、肝风内动等实证。如肝血不足，肝阴亏虚，精血不化，肝失濡养，则可出现肝血不足或阴虚肝阳上亢等虚证。

肝居肋下，其经脉布于两胁，故肝脏受病往往出现胁痛的症状，反过来两胁胀痛就是由于情志变动使肝脏受损影响了其他脏腑。人的情绪易于波动，抑郁多怒易引起胸胁胀痛或串痛，或胸痞气滞，或女子月经不调等，甚至可引起癥瘕积聚。如肝气上逆则可出现气促、呃逆、胁痛、胸骨附近胀痛、咽部有似梗阻的感觉（又称梅核气）、甚至出现吐血、衄血等，故肝气不舒可直接影响五脏六腑，使人的机体发生各种不同的变化，引发不同的疾病。肝气有变化首先犯脾胃，使脾胃发生消化和运化方面的障碍。故《金匮要略》讲："见肝之病先实脾"。

第一节　肝气犯脾证

在肝与脾小节中叙述了肝脾两脏的关系，调理肝脾关系的重要方法就是调理气机，气机不畅就会出现胸胁脘腹等处不适、胀闷、疼痛或嗳气、恶心呕吐、食欲不振等症状。因此调治脾气，多用疏肝解郁、散结止痛、宽中和胃、降逆止呕等方法，只有认真调畅气机才能解决肝气犯脾的症状。

案一： 张某，男，56 岁。

主症： 近期精神忧郁，胸脘痞闷，吞酸，食欲不振，纳食不消，脉弦滑，舌淡，苔厚腻。

证属： 肝脾气机不畅，慢性消化不良。

治法： 行气解郁，舒理气机。

方药： 柴胡 10g、炒白芍 15g、苍术 10g、香附 10g、川芎 10g、神曲 10g、炒山栀子 10g、砂仁 10g、佛手 10g、吴茱萸 1g、黄连 6g、乌贼骨 12g。

5 剂，水煎服，每日 2 剂，分 2 次服。

二诊： 胃口少开，食欲增加，唯有胸闷、脉弦滑等症状未消除。在原方基础上加半夏 10g、瓜蒌 10g、旋覆花 15g、胆南星 10g 等消痰药。5 剂，水煎服，每日 1 剂，分 2 次服。

三诊： 诸症基本消失，用逍遥丸巩固疗效。

（按语）本方是在越鞠丸的基础上加减而成的，此方为治肝郁气滞，脾胃不调的主要方剂。本方对气、血、痰、火、湿、食诸郁都有行气解郁的功效，此方以行气为重点。中医认为气行则血行，气畅则痰、火、湿、食诸郁自解。临床用于治疗肝郁脾虚证有良好的治疗效果，值得推广应用。如患者偏于血瘀的可加桃仁、红花；偏于火郁的加黄连、黄芩去苍术；偏于湿郁的可加厚朴、茯苓；偏于食欲不振的可加山楂、麦芽等。

案二： 薛某，女，49 岁。

主症： 长期以来食欲不振，泛泛欲吐，腹胀，乳房胀痛，面色无华，精神欠佳，四肢无力，舌有齿痕，脉弦细。

证属：肝气犯脾，内有湿热。

治法：解郁行滞，健脾渗湿。

方药：逍遥散加参苓白术散加减。

当归 10g、炒白芍 15g、柴胡 10g、茯苓 10g、白术 15g、炙甘草 5g、党参 15g、炒扁豆 10g、陈皮 10g、炒山药 15g、莲子 15g、砂仁 10g、炒薏苡仁 30g、桔梗 6g、薄荷 5g、生姜 3 片、大枣 5 枚。

5 剂，水煎服，每日 1 剂，分 2 次服。

加减治疗 1 个月，服药 30 多剂后上述症状消失，面色红润，饮食增加，四肢有力，病情痊愈。

（**按语**）诊断中掌握三个要点：

1. 脉弦细，脉弦属肝，细属虚。

2. 乳房胀痛多与肝气不舒，气机不畅有关。

3. 四肢无力，舌有齿痕，多属脾虚湿阻。

治法用疏肝健脾渗湿法最对症，所以用逍遥散或柴胡疏肝散加参苓白术散加减最为合适，故坚持治疗 1 个月病情好转，很快恢复了健康。

案三： 卢某，女，47 岁。

主症：右胁胀满，口苦，善太息，口中黏腻，脘腹胀满，大便黏腻不爽，有时便稀溏，舌苔白腻，脉弦滑，全身乏力，头重身困，食少纳呆，白带多。

证属：肝郁困脾。

治法：疏肝理脾化湿。

方药：四逆散加藿香正气散加减。

柴胡 10g、枳实 12g、炒白芍 15g、甘草 6g、青皮 10g、陈皮 10g、藿香 10g、佩兰叶 10g、苍术 12g、茯苓 15g、薏苡仁 30g、砂仁 10g、焦三仙各 20g、大腹皮 10g、苏叶 10g。

7 剂，水煎服，每日 1 剂，分 2 次服。

二诊：其他症状有所减轻，唯有大便黏腻不减，在原方基础上加木香 6g、槟榔 10g。5 剂，水煎服，每日 1 剂，分 2 次服。

三诊：白带量多，在上方基础上加车前子 15g、滑石粉 10g、白术 10g、草果仁 10g。5 剂，水煎服，每日 1 剂，分 2 次服。

1 个月后电话随访，症状全消。

（按语）治疗胆证大法就是疏肝利胆，理气通降，胆宣通降，胆气通调，则胆汁随顺下行。本病肝气郁滞，寒湿困脾，出现全身乏力、头重身困、食少纳呆、舌苔白腻等一系列湿困脾证现象，只有在疏通燥湿情况下寒湿才能化解，身困纳少才能减轻，白带增多才能化解，最后达到痊愈。

第二节 肝气犯胃证

案一：徐某，女，53 岁。

主症：最近胃脘胀痛，痛连两胁，按之则减，嗳气频作，呃逆呕酸，每气怒时则疼痛加重，苔多薄白，脉弦沉。

证属：肝郁气滞，胃失和降。

治法：疏肝解郁，理气和胃。

方药：四逆汤加旋覆代赭汤加减。

柴胡 10g、枳实 10g、炒白芍 15g、甘草 5g、陈皮 10g、黄连 6g、吴茱萸 1g、旋覆花 15g、代赭石 20g、党参 15g、半夏 15g、川楝子 10g、元胡 10g、郁金 15g、蒲公英 30g、香附 10g、川芎 10g、干姜 5g。

10 剂，水煎服。每日 1 剂，分 2 次服。

二诊：服药后情况良好，许多症状消失，用舒肝和胃丸巩固疗效。并告知家人及患者本人应保持心情愉悦，注意情志变化。

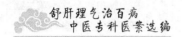
案二：王某，女，42岁。

主症：吐血，色鲜血，口苦胁痛，心烦易怒，寐少梦多，烦躁不安，舌淡红绛，脉弦数。

证属：肝火犯胃证。

治法：清肝泻火，和胃止血。

方药：龙胆泻肝汤合侧柏叶汤加减。

龙胆草12g、山栀子10g、黄芩10g、当归10g、生地10g、柴胡10g、木通6g、白茅根20g、茜草15g、侧柏叶10g、藕节15g、甘草10g、三七粉6g。

10剂，水煎服，每日1剂，分2次服。

二诊：口苦胁痛减轻，吐血已止，舌淡红，脉仍弦数。用龙胆泻肝丸合加味逍遥丸巩固疗效。

（按语）情志不遂肝郁气滞，肝气横逆犯胃，则胃脘疼痛。气病多游走，胁为肝经必行之路，故胃脘疼痛时连及两胁。由于气机郁滞，胃失和降则胃脘胀痛，嗳气呕恶，按之痛暂时减轻，舌苔薄白，脉弦沉为肝郁之证，此方能起到醒脾疏肝理气及解郁和胃的作用，效果好。

案三：张某，女，44岁。

主症：呕吐吞酸，嗳气频频，胸胁满痛，烦闷不舒，舌边红，苔薄腻，脉弦。

证属：气滞肝旺。

治法：疏肝理气，和胃降逆。

方药：四七汤加左金丸加减。

厚朴10g、半夏10g、苏梗10g、茯苓10g、黄连6g、吴茱萸1g、柴胡10g、青皮10g、郁金15g、佛手10g、香橼10g。

5剂，水煎服，每日1剂，分2次服。

二诊：服药5剂所患全消。用舒肝和胃丸巩固疗效。

（按语）呕吐系指胃失和降，气逆于上所引起的证候；肝胃失和则胆汁上溢，故见口苦；肝循两胁，胃居中脘，肝横逆犯胃，气机失于通降，因而呕吐，吞酸。此证肝郁所致，情志相激可加重病情，舌苔、脉象均为肝气犯胃之象。故五剂药症状全消。如大便干结可加大黄 6g、枳实 15g 以泄热降浊。

第三节　肝气犯肠证

案一：韩某，男，58 岁。

主症：间歇腹痛，排气排便后腹痛缓解，时而疼痛，时而痛连两胁，有时腹泻，或腹泻和便秘交替出现，稀水便后神疲乏力，每于情志变化而诱发，舌淡苔白，脉弦细。

证属：肝郁泻泄证。

治法：疏肝理气，健脾止泻。

方药：痛泻要方加减。

陈皮 10g、炒白芍 10g、防风 10g、木香 6g、炒白术 20g、茯苓 15g、焦三仙各 20g、乌梅 30g、柴胡 10g、香附 10g。

5 剂，水煎服，每日 1 剂，分 2 次服。

该患者经过 1 个多月随症加减治疗，服药 40 多剂，获得痊愈。类似肝强脾弱造成泻泄的患者很多。但只要在这个方子的基础上对症加减，都能获得良好效果。我在长期的临床实践中摸索出一套加减的方法，即：如便秘去茯苓加当归、杏仁、桃仁、郁李仁、火麻仁；如腹泻加莲子、山药、柯子、炒薏苡仁；如腹胀、腹痛明显加厚朴、枳壳、槟榔；如神疲乏力者加炙黄芪、绞股蓝等；如肋痛易怒者加柴胡、香附。只要辨证准确加减对证都能收到满意的疗效。

（**按语**）引起泻泄的原因比较复杂，但离不开脾胃功能障碍，胃为水谷之海，脾主运化精微，如果脾胃受病都可导致饮食的消化吸收障碍，致清浊不分混杂而下，并走大肠形成泻泄。六淫之邪、饮食过量、脾胃虚寒、命门火衰、肾阳不足、关闭不密都可引起泻泄。正如张景岳说："肾为胃之关，开窍于两阴，命门火衰而阴寒极盛之时则令人洞泄不止也。"

情志失调对脾胃有很大的影响，愤怒这一精神刺激也是引起泻泄的因素，"怒"本来不是伤脾胃而是伤肝，其之所以引起泻泄是因为脾胃虚弱，由于暴怒伤肝，肝木乘虚犯胃，脾胃受伤，运化失常而发生泻泄。如患者仍然郁结不解，其后每因怒则发生泻泄。

初期的泻泄，只要辨证准确，施治得当就较易治愈，泻泄日久则施治较难，如辨证准确仍需守法守方，多服才能见效。泻泄的原因很多，有时相间出现，必须认真辨证，用药必须灵活变通，不可执一，否则会出现事倍功半或长久治疗无效，进而引起其他病变。

案二：陈某，男，43岁。

主症：长期以来少腹部不舒，痛引阴器，时痛时止，时缓时紧，每因情志变化激动或劳累而发，或见脐旁左右有物突起，聚散无常，时觉胀痛，甚则剧烈难忍，按之尤甚，胸闷善太息，每因急躁发怒时引起腹痛、泻泄，舌苔薄白，脉弦沉。

证属：肝郁气滞，引发少腹疼痛。

治法：舒肝理气、活血止痛。

方药：柴胡 10g、炒白芍 15g、陈皮 10g、川芎 6g、枳壳 10g、甘草 10g、川楝子 10g、元胡 10g、沉香 6g、青皮 10g。

7 剂，水煎服，每日 1 剂，分 2 次服。

10 天后电话咨询病已痊愈。

案三：闫某，男，51岁。

主症：近期以来少腹疼痛，痛时牵引睾丸，坠胀剧烈，并兼阴囊收缩，其痛遇寒益甚，得热稍舒，面白肢冷，畏寒卷缩，舌苔白滑，脉弦沉。

证属：肝气郁结，寒凝肝脉。

治法：舒肝调气，温中暖肝。

方药：暖肝煎加减。

当归 10g、枸杞子 10g、炒小茴香 10g、沉香 6g、茯苓 10g、党参 10g、炒白芍 15g、甘草 5g、肉桂 5g。

7 剂，水煎服，每日 1 剂，分 2 次服。

二诊：寒症减轻，但少腹仍然疼痛，在原方的基础上加炒白芍 30g、炙甘草 5g。5 剂，水煎服，10 天后电话咨询随访病已痊愈。

（按语）经云脐正下部为小腹，脐两旁称少腹，少腹痛多为肝经疾病，因为肝之脉络通阴器抵少腹，其疼痛特点是少腹牵引睾丸，其他性质的疼痛不牵引睾丸，只见呕吐、下痢等病证。肝经疼痛较剧，其他性质的疼痛痛势绵绵，得热痛减属于虚寒所致。

湿热性质的少腹疼痛表现为拒按并有一系列湿热症状，如大便秘结、小便短赤、苔黄腻等。临床中应细心鉴别，分别用药。

肝气郁结方面的患者，可用柴胡疏肝散一类的方剂加减治疗。寒凝肝脉的可用暖肝煎，吴茱萸汤加减治疗。下焦虚寒的患者可用当归四逆汤加减治疗。寒邪内阻的可用良附丸加香附、干姜、苏叶、陈皮、乌药等治疗。

案四：闫某，女，62 岁。

主症：长期以来忧愁思虑，情志不舒，胸胁痞满，嗳气频作，纳食减少，欲便不得，甚则腹痛腹胀，大便三四天不解，要想排便必须使用开塞露，痛苦难忍，来找中医治疗，见舌苔薄腻，脉弦。

证属：气秘证。

治法：理气导滞，润肠通便。

方药：六磨汤加减。

乌药 10g、沉香 6g、厚朴 12g、木香 6g、枳实 15g、大黄 10g、槟榔 10g、莱菔子 15g、紫菀 30g、青皮 10g。

5剂，水煎服，每日1剂，分2次服。

二诊：大便已通，但不够通畅，此乃肺气不降，在前方的基础上加前胡10g、桔梗10g、甘草5g。5剂，水煎服，每日1剂，分2次服。

10天后电话随访大便已通畅，一切气滞症状消失。

（按语）长期忧愁思虑，情志不舒，或久坐少动，每致气机郁滞，不能宣达而致通降功能失常，传导失职，不得下行，因而大便秘结，正如"尤在泾提出的气内滞而物不行"。本方秘诀之处就在于莱菔子加紫菀、桔梗、甘草，因为肺与大肠相表里，通大便必得宣肺，肺气宣通，大便就下行。

第四节　肝气犯心证

肝和心之间主要是血液循环和血量调节的关系，若心血不足，可以影响肝的调节，引起失眠多梦、眩晕等证。肝血不足也可以影响心功能而出现心悸、怔忡等证。如临床上的昏迷抽搐病症也是心肝相互影响的一种病理表现。另一方面心主神志，肝主疏泄条达（即情志舒畅），精神与情绪也是相互影响的。如精神不足会影响情绪愉快，情绪抑郁不畅也会影响精神充沛。所以情绪激怒也会影响心脏的血液循环造成心血流动不畅，甚至发生瘀阻，引起严重的绞痛，这就是肝气犯心所致。

案一：米某，女，53岁。

主症：患者原有高血压冠心病病史，经常口苦易怒，某天与爱人吵架，引起两胁胀痛，中午发生阵发性心胸刺痛，痛引肩背，胸闷气短，舌质暗，舌边尖有瘀点，脉弦沉。

证属：气滞血瘀，心络受阻。

治法：舒肝理气，活血止痛。

方药：舒肝保心汤加减。

柴胡 10g、炒白芍 15g、郁金 15g、元胡 10g、香附 10g、莪术 10g、川楝子 10g、瓜蒌 15g、薤白 10g、半夏 10g、降香 5g、红景天 30g、细辛 3g、甘草 5g、川牛膝 30g、桃仁 10g、红花 10g、枳实 12g、当归 10g、川芎 10g、桔梗 10g。

5 剂，水煎服，每日 1 剂，分 2 次服。

二诊：五剂后痛止，胸闷诸证消失。上方五倍做蜜丸巩固疗效。

（**按语**）气滞血瘀，阻塞心络，气机不畅，故发生阵发性心绞痛。痛引肩背，胸闷气短，舌质暗，舌边尖有瘀点，脉弦沉，这些都是肝气不舒、气机不畅等引起的心络瘀阻的见症。用桃红四物汤和疏肝解郁的四逆散，二方综合作用，不仅能行血分之瘀滞又善于解气分之郁结，起到活血而不耗气，祛瘀又能生新的作用，使气血能升能降，从而疏其气血令其条达而致和平，出现调肝理气、畅通血脉、诸痛立止的效果。

案二：张某，女，44 岁。

主症：长期以来心悸，胸痛，两胁胀痛，善太息，情绪发生变化时病情加重，舌淡红，苔薄白，脉弦，上医院多次检查，心电图等都未见异常。

证属：肝气郁结，假性心脏病。

治法：疏肝理气，养心安神。

柴胡 10g、生白芍 12g、枳实 12g、炙甘草 5g、香附 10g、郁金 15g、陈皮 10g、川芎 10g、元胡 10g、川楝子 10g、桃仁 10g、浮小麦 30g、红花 10g，大枣为引。

10 剂，水煎服。每日 1 剂，分 2 次服。

二诊：病情有所改善，用逍遥丸巩固疗效。

（**按语**）中医认为情志失调是本病的主要致病因素，多因郁怒不畅，肝失条达而致肝气郁结，肝郁伤神出现情志变化影响脾的运化，致使生湿生痰，出现心神不安，肝郁化火伤阴累及肾，造成阴虚火旺或阳气耗竭，心阳失养变生诸症。总之本病因七情所致，病位在心，与肝脾肾有关，初期以实证为主，日久真气耗伤出现虚实夹杂之病证。本病属于假性心脏病，相当于西医心神经官能症，危险性不大。

第五节　肝气犯肺证

肝与肺之间主要是调节和治节的关系。肺主治理调节全身之气，肝主调节全身之血。而肝向全身各处输送血液，必须依赖于气的推动，如果肺气虚弱即可影响肝的调节与疏泄功能，而出现乏力少气、情志抑郁等证。反之肝气壅滞气火上升，也会影响肺的治节肃降，而出现咳嗽、咽痛或咯血等各种病理现象，古人把它叫做"木火刑金"。

案一：高某，女，35岁。

主症：长期两胁胀痛，右胁痛甚，并有轻度的咳嗽，两年来多次寻医求治无效，疼痛得温则缓，得寒则剧。脉弦缓，苔薄腻。

证属：肝气犯肺证。

治法：宜温通，兼辛润。

方药：推气散加减。

肉桂2g、枳壳5g、姜黄5g、郁金10g、炙甘草5g、陈皮10g、当归10g、紫苏梗10g、杏仁10g、旋覆花15g、桃仁10g、干姜5g、炒白芍15g。

5剂，水煎服，每日1剂，分2次服。

二诊：诸症均减轻，原方再服5剂痊愈。

（**按语**）胁痛右甚，脉弦而缓，是肝气郁滞所致。久痛入络，需要温通方法治疗，因为血得热则流，得寒则凝，只有气血流畅，疼痛方可停止。方中干姜、肉桂、桃仁、郁金、香附理气止痛，甘草配合白芍舒肝止痛，枳壳为肺经的引经药，虽然该患者病痛 2 年，但由于辨证准确，10 剂中药而愈。

案二：患者，男，32 岁。

主症：气逆作咳，面红咽干，咳引胁痛，痰稠质浓，心烦口渴，舌边红，少津苔薄黄，脉弦数。

治法：平肝泻火，清肺降逆。

方药：咳血方加减。

瓜蒌 15g、青黛 4g、海浮石 10g、海壳粉 6g、山栀子 10g、桑白皮 10g、沙参 15g、知母 15g、浙贝母 10g、柯子 10g、黄芩 10g、鱼腥草 15g。

10 剂，水煎服，每日 1 剂，分 2 次服。

服完药后未来就诊，2 个月后随访病已痊愈。

（**按语**）肝气郁而上火，肝火上升，肺失清养，自觉气逆而咳，即作阵咳，咳则火升面红，咽喉干燥，似痰梗于喉，不易咳出。肝气郁而化火，气火壅肺，肺失肃降，故引胸痛，舌红，苔黄少津，脉弦数，皆为肝热肺燥而伤津之象，胁痛厉害者加青皮、川楝子为宜。

案三：余某，女，44 岁。

主症：患者主诉其爱人前年因心肌梗死去世，死后 3 个孩子幼小，生活无法维持正常，处于悲伤痛苦之中。去年冬天一场感冒后全身无力，四肢困倦，胸胁胀痛，太息后才感舒适，走路时气不接续，喘息不休，咳喘频发，多处求医久治无效。见患者悲伤面容，气短自汗，体倦无力，舌淡紫，脉虚弦，一派肝气不舒，肺气不足与肺气不宣同时存在之象。

证属：肝气上冲犯肺，气郁伤肺致喘。

治法：疏肝解郁，降气平喘。

方药：五磨饮子合补肺汤加地龙、土鳖虫。

乌药 12g、沉香 5g、槟榔 10g、枳壳 10g、木香 6g、生黄芪 30g、党参 15g、熟地 10g、紫苑 10g、桑白皮 10g、五味子 10g、地龙 15g、土鳖虫 10g。

10 剂，水煎服，每日 1 剂，分 2 次服。

二诊：10 天后来复诊，见患者心情已好转，悲伤症状已消失，咳嗽气喘十去八九，在原方基础上加百合、白果仁。5 剂，1 个月后电话回访气喘消失，饮食增加。

（按语）患者在长期的悲伤痛苦中不但伤了肝气，也影响了肺气，本证为肝郁伤肺致喘，肝气上冲于肺，气喘是升多降少所致。内经讲"悲则气消，悲则气逆"，就是说肝郁伤肺，肺气减弱，肝气犯肺，使肺气上逆，不能宣肃造成气喘不堪。全身无力，四肢困倦，上气不接下气，是肺气虚的表现。胸胁胀痛，太息等是肝郁所致。方用五磨饮子治疗七情感伤，体虚气逆，上气喘息等，用补肺汤，促进肺气肃降有力，以平肝气上逆。

方中用地龙、土鳖虫一方面活血化瘀，另一方面是定喘消咳，因为患者舌质淡紫，考虑病久血瘀。这样多方面合作有升有降，有补有输使身体快速达到平衡，恢复健康。

第六节　肝气犯肾证

中医认为肾是人体生命的根源，称之为"先天之本"，它的主要功能，一是有促进人体生长发育的作用，推动这一作用的动力叫"命门"，又叫"肾阳"或"元阳"，而这一动力的物质基础叫"肾阴"或"元阴"，因此有"命门"或"肾藏精"的说法；二是主水运，对体内水液代谢起着平衡作用。"命门"是肾脏生理功能的动力，即人体发热的能源地，又叫"元阳"或者"元气"或"真火"，肾所藏之精，无论是先天之精还是后天之精，都需要一定的温度才能有发挥其营养全身各部组织器官和衍生后代的作用。这两种精气的温度和动力，就是"命门之火"的表现，如果"命门火衰"，在男子可以出现阳痿或精冷无子，在女子可以出现胞宫虚寒，带下多和不孕的病症。在中医经络学说中说："肝经的循行部位是循阴股入毛中过阴器抵小腹……"因而某些生殖器的疾患常与肝经有关。《灵枢·经筋篇》中明确提出："阳痿的病机为肾气亏损和经络不畅"。而肝主疏泄，肝经湿热，肝血瘀阻亦是"阳痿"最常见的病机。人在社会生活中的忧思、恼怒、郁愤、思虑等精神刺激都是情绪发病的主因，情志因素往往影响肝的疏泄功能，明代张景岳认为"凡思虑忧郁太过者，多致阳痿。"

过去治疗"阳痿"首先考虑补肾壮阳，而现在治疗"阳痿"常从多角度多方位考虑其病机和病理变化。因为肝经的循行部位是循阴股入毛中过阴器，抵小腹的……所以阴器的勃起，射精功能均依赖肝的疏泄。而"肾为先天之本"，肾脏的充盈与否影响阴茎的充满与勃起。而今学习、工作、社会压力较大，生活节奏快，易致人的精神紧张，肝经疏泄失常，所以补肾、疏肝、通络的方法是治疗阳痿的基本法则。

基本方为：熟地15g、菟丝子15g、仙灵脾15g、仙茅15g、丹参15g、柴胡10g、蜈蚣2条、炒白芍15g、香附10g、枸杞子15g、覆盆子15g、五味子15g、车前子15g。水煎服，连续治疗一个月为宜。

实践证明本方是补肾、疏肝、固精的平稳方剂。方中仙茅、仙灵脾甘温入肾，补肾助阳；熟地甘微温，温而不燥，入肝肾两经有滋阴补肾之效，并有阴中求阳之义；枸杞子、菟丝子、覆盆子益肾

29

补精助阳止遗；车前子渗利湿热，泻中有补使之久服不腻；丹参苦微寒入血分，活血通络；柴胡、白芍、香附舒肝柔肝理气是引经药；蜈蚣一味专行肝经走窜，力速，专升脏腑经络气血凝聚之处。诸药配伍共奏补肾、疏肝、通络之功。

临床验证：对头晕耳鸣、腰膝腿软，对增强性欲、射精感及延长性交时间，降低中医症状的改善都有很好的效果，安全性好，不良反应用少宜临床推广。

案一：朱某，男，42岁。

主症：腰困乏力已2年，阳痿不坚，早泄，晚上手脚发凉，经常闷闷不乐，有时感觉两胁疼痛，伴有头晕耳鸣，脉弦沉，舌淡，苔薄白。

证属：肾阴阳两虚，肝郁气滞，经络不通。

治法：扶肾阴肾阳，疏肝理气通络。

熟地15g、仙灵脾15g、仙茅15g、丹参15g、柴胡10g、蜈蚣2条、生白芍15g、香附10g、枸杞子15g、覆盆子15g、五味子15g、车前子15g、生地15g、女贞子15g、黄柏10g。

25剂，水煎服，1月后临床症状改善，夫妻生活和谐。

案二：候某，男，29岁。

主症：婚前患遗精早泄，婚后半年阳痿不起，房事无能，甚至全无性欲，腰间冷痛，下肢无力，精神疲乏，面色清冷，手脚不温，尺脉迟缓，关脉弦缓，舌苔白薄。

证属：脾肾阳虚，肝郁气滞。

治法：温补脾肾，疏肝解郁。

熟地15g、仙茅15g、仙灵脾15g、菟丝子15g、丹参15g、柴胡10g、炒白芍15g、枸杞子15g、覆盆子15g、党参15g、炮姜6g、白术15g、炙甘草10g、陈皮10g、半夏10g、香附10g、蜈蚣2条、肉桂5g、五味子15g。

原方服 30 剂后阳事易勃起，诸症消失。最后一次复诊，原方
10 剂碾成粉炼蜜为丸如栗子大小，每日 2 次，每次 2 丸以巩固疗效。

案三：高某，男 30 岁。

主症：结婚数年，初期能房事，后则早泄，夫妻经常反目吵闹，
失眠多梦，精神不振，经常郁闷不舒，续则阳痿，苔白薄，脉弦沉。

证属：肾虚肝郁气滞。

治法：补肾疏肝，通经活络。

熟地 15g、菟丝子 15g、仙茅 15g、仙灵脾 15g、丹参 15g、蜈蚣 2 条、
枸杞子 15g、五味子 15g、覆盆子 15g、车前子 15g、柴胡 10g、白
芍 15g、炒枣仁 10g、夜交藤 30g、龙齿 15g、香附 15g、灵芝 10g。

上方 10 剂碾粉为散，炼蜜为丸如栗子大小，每日 2 次，每次 2 丸。

二诊：病情大有好转，再配 10 剂，半年后爱人已怀孕，家庭和睦，
再无反目现象发生。

案四：孙某，男，31 岁。

主症：前几天因咳嗽突然腰部发生剧烈疼痛，无明显的肿胀，
深呼吸、打喷嚏时疼痛更加厉害，腰部不能俯仰转侧，善太息，太
息后疼痛减轻，苔白淡，脉弦沉。

证属：肾虚，肝气入络，闪挫腰痛。

治法：补肾舒肝利气，活血止痛。

旋覆花 15g、代赭石 20g、柴胡 10g、赤芍 15g、白芍 15g、枸
杞子 15g、杜仲 15g、续断 15g、狗脊 15g、桃仁 10g、白芥子 15g、
当归 10g、生乳香 10g、生没药 10g。

5 剂，水煎服，每日 1 剂，分 2 次服。

二诊：腰痛缓解，但腰部有冷感，在原方基础上加小茴香、肉
桂温补肾阳，并用煎药渣热敷腰部，而后再未就诊。

（按语）腰为肾之腑，腰受肾之精气充养，才能腰壮劲强。肾
精亏则腰脊失养，故腰酸无力，易受外邪侵扰，不论寒、湿、热气

都能随时侵犯。邪阻腰腑，经络不利发为腰痛。该患者腰痛的临床表现善太息，脉弦沉，确系肝气犯肾，如果不抓住这个要害，患者的腰痛较难治愈。

经常发生腰痛的人，大都是肾精亏虚的表现，都应在补肾的基础上加治疗各种邪气阻滞经络的药物才能凑效。本方在补肾舒肝理气的基础上加旋覆花、代赭石，这样做既能压制肝气上升，又能使肝气下降通络。该病在辨证论治的过程中紧紧抓住了两个环节：一是善太息，脉弦沉；二是镇重降逆。故在本方中特意加了旋覆花、代赭石两味药，从而达到气顺脉和、络通痛止的效果。

案五：患者，男，33 岁。

主症：反复阴茎勃而不坚，持续时间将近一年余，伴有性欲下降，自觉腰膝酸软，同房后少腹刺痛，胸胁满闷，夫妻关系不和，舌尖紫暗苔黄腻，脉弦滑。

证属：肝郁生瘀，化热生风。

治法：疏肝祛风，清热利湿。

柴胡 10g、羌活 10g、防风 10g、川芎 15g、薄荷 6g、水蛭 6g、蜈蚣 2g、桂枝 10g、葛根 30g、升麻 6g、赤芍 15g、白芍 15g。

5 剂，水煎服，每日 1 剂，分 2 次服。

二诊：患者自诉勃起功能恢复，心情明显好转，性功能正常，腰膝酸软明显减轻，舌淡红，苔薄黄，脉滑数，在原方的基础上加白芷 10g、白蒺藜 10g、苍术 10g。

5 剂，水煎服，每日 1 剂，分 2 次服。

1 个月后电话回访患者性功能正常，无其他不适。

（按语）肝藏血，有调节血液的功能，阴茎的正常勃起以大量的气血充盈为基本条件，肝主筋，阴茎亦为宗筋所属，与肝关系密切，阴茎以筋为体，以气血为用，若肝气充足，血液运行通畅，则阴茎伸缩自如。肝主疏泄，调畅气机，若气机通畅，肝气调达，则血行

通顺，阴茎可以正常勃起。若肝失疏泄，气机逆乱不畅致血脉通
而不畅，则血不足茎不举。也可因情志不遂则郁而成病，久郁化
热，热郁则津液耗而不疏，升降之机失度，热极生风，伤及气分
血分，影响气机通畅导致阴茎供血瘀滞，发为阳痿。有"诸风掉
眩皆属于肝"的道理。本例阳痿则是患者郁热化风，肝风伤气伤
血引起阴茎供血不足，和其他阳痿原因不同，所以在临床辨证中
要细察舌质、脉象、症状，认真查找原因，才能达到药到病除的
目的。

第七节　肝气犯己证（胁痛）

　　经络和脏腑是密切联系着的，十二经脉有各自不同的循行径路，
完成其气血运行，沟通人体脏腑、表里、上下等相互联系的生理作
用。倘若内脏的生理功能失常，或体表感受病邪都会影响经脉的循
行导致经气郁滞，经气不足或经气厥逆的病变，而这些病变都会在
经脉的循行路线上反映出来。肝居胁下，故肝脏受病时往往出现胁
痛一证。《灵枢·五邪篇》说："邪在肝则两胁痛。"《素问·藏
器法时论》也说："肝病者两胁下痛引少腹。"张景岳也说："肾
虚羸之人多有胁肋隐隐作痛，为肝肾阴虚。"胁痛的辨证多以气血
为主，大抵胀痛多属气郁，刺痛多属血瘀，隐痛多属血虚。

　　案一：李某，女，52岁。

　　主症：胁痛以胀痛为主，每因情绪变化而增减，胸闷不舒，饮
食减少，苔薄，脉弦数。

　　证属：肝气郁结。

　　治法：舒肝理气止痛。

　　方药：柴胡疏肝散加味。

柴胡 10g、陈皮 10g、炒山药 10g、枳壳 10g、川芎 10g、炙甘草 6g、香附 10g、青皮 10g、郁金 10g、川楝子 10g、元胡 10g。

5 剂，水煎服，每日 1 剂，分 2 次服。

二诊：服完药后胁痛等证均有好转，饮食欠佳，在原方基础上加苏梗 10g、焦三仙各 20g，再服 5 剂后告愈。

案二：冀某，男，52 岁。

主症：胁痛如刺，定着不移，入夜更剧，腹胀腹痛，口干，舌淡紫暗，脉弦沉涩。

证属：气滞血瘀作痛。

治法：祛瘀通络，调气养血。

方药：复元活血汤加减。

柴胡 10g、桃仁 10g、穿山甲 5g、当归 10g、甘草 5g、大黄 10g、郁金 15g、元胡 10g、厚朴 10g、枳壳 10g。

5 剂，每日 1 剂，分 2 次服。

二诊：服完药后，诸症减轻，但还有口干，在原方基础上加天花粉 10g、沙参 15g、丹皮 10g、生地 15g、元参 15g、麦冬 15g。5 剂，服药后，病告痊愈。

案三：王某，女，44 岁。

主症：头晕目眩，神疲乏力，两胁胀痛，午后低热，口燥咽干，舌苔黄腻，舌质红，脉弦细数。

证属：气滞瘀凝，血不养肝。

治法：养肝柔肝，调气活血。

方药：太子参 15g、麦冬 10g、鳖甲 10g、生地 12g、生白芍 15g、当归 10g、枸杞子 15g、炒山栀子 15g、香附 10g、甘草 5g。

以上处方加减 1 个月，症状消失，电话回访 2 年未复发。

案四：徐某，男，52 岁。

1998 年 8 月因纳减乏力，胁痛，肝功能异常，诊断为慢性肝炎，经西医治疗好转。2008年2月症见头晕目眩，神疲乏力，两胁胀痛，面色无华，消瘦，恶心，不思饮食，脉弦弱，舌淡薄。

证属：肝郁脾虚，肝炎复发。

治法：疏肝活血，健脾祛痰。

方药：归芍六君子汤加味。

当归10g、炒白芍30g、党参15g、白术15g、茯苓15g、炙甘草6g、半夏10g、陈皮10g、鸡内金10g、苏梗10g、焦三仙各30g。生姜、大枣为引。

水煎服。每日1剂，分2次服。

在原方的基础上加减治疗2个月，服中药50剂，症状消失，化验肝功能正常。观察6年肝功能一直正常。

（按语）归芍六君子汤是肝脾同治，气血双调的有效方子，用于气血不足，肝脾同治证，见身体虚弱，胸闷脘胀，饮食减少，胁痛等症状，本方能治慢性肝炎，早期肝硬化等疾病。

有人问为什么肝炎患者用健脾活血方法能取得良好效果？可以用脾与肝之间的关系来解释。肝主疏泄，脾主运化，脾的运化必须通过肝的疏泄才能完成。如果肝气郁滞，疏泄失常就会影响脾的运化，出现吞酸胁痛等证，同时伴有食欲不振、腹胀等病证，反之如果脾失健运就会影响肝的疏泄，引起腹胀、胁痛、黄疸等症状。

《金匮要略》讲："见肝之病先实脾"。就是说肝脏发生了疾病首先应考虑健脾，以供养肝脏的营养，给肝脏注入活力，同时气血是人体的主要动力，气行血亦行，气滞血不通，所以通过健脾的办法增强脾气的活力，推动血的流动，这就验证了中医讲的"气为血帅，血为气母"的道理。"气行血行，气滞血瘀"之说，反映在肝脾两脏的关系也是如此，临床中不论治什么病都得首先注意顾护脾胃。只有脾运胃健才能确保气血生化有源，只有脾胃健康，五脏六腑才能有充分的营养去抵抗病邪，何况肝脏呢？

第八节　肝气犯脑证

肝气犯脑证相当于中医的脏燥，西医的癔症。

肝气犯胃证、肝气犯肠证、肝气犯心证、肝气犯脾证、肝气犯肾证、肝气犯肺证，这六方面的名词在现代医书中都可查找，唯有肝气犯己和肝气犯脑证是我个人通过学习肝与脑的关系后，通过临床实践总结出来的，不知妥否？中医认为肝和脑的关系主要表现在肝藏血主疏泄与脑主意识、思维、活动和情感之间的关系。

肝与脑的关系还在于肝主疏泄对情志的影响，脑具有支配情志、意识、思维、活动的功能，情志活动虽然属于脑的功能，但是与肝主疏泄的功能密切相关。正常的情志活动主要依靠气血的运行，异常的情志活动可以干扰机体正常的气血运行，所以肝主疏泄功能对情志的影响实际上是通过肝主疏泄，调畅气机，促进血液运行输布而产生的。肝的疏泄功能正常，气机才能调畅，心情才能开朗。如果肝失疏泄则气血失常，郁郁寡欢，情志压抑；反过来情志活动异常，也可以导致肝失疏泄，影响肝的正常生理功能，出现郁怒伤肝，"怒"可以导致肝气上逆，肝风内动，也可以导致气郁气滞。

我认为中医讲的肝和西医讲的肝是不同的，中医讲的肝范围比西医讲的肝范围大。中医讲的肝是指肝的系统而言，包括肝的经络所走过的体位。肝经的走向从脚到头，如果肝发生病变会很快反映到相应的体位而出现症状。

上面讲的肝气侵犯五脏六腑的八大症状就是实例。肝脏可受情志的影响引起肝郁，久而久之使肝气发生郁滞，从而使气血流动受到影响而发生疾病。肝脏在一定程度上也有脑的功能，心脏也是一样，不单单是心脏主输血的功能，也有脑神的功能，与西医讲的心脏有所不同，中医讲的脏燥就是肝气侵犯了脑神，也影响到心神。所以中医讲的脏燥和西医讲的癔症、精神官能症、精神病相似，这些都可参考辨证论治，都能通过疏肝理气的治法获得疗效。

案一：韩某，女，42岁。

主症：患者悲伤欲哭，精神恍惚，喜怒无常，躁动不安，呵欠频作，面色无华，心悸而烦，失眠健忘，两眼干涩，头晕耳鸣，舌质淡，苔少，脉弦细。

证属：虚躁。

治法：养血安神，滋阴润燥。

甘草5g、小麦30g、大枣5枚、百合15g、生地15g、元参15g、当归10g、生白芍20g、川芎10g、麦冬15g、炒枣仁15g、生龙牡各20g、珍珠母30g、菊花15g、枸杞子12g。

10剂，水煎服，每日1剂，分2次服。

二诊：患者诸症减轻，但精神抑郁不振仍然存在，在上方的基础上加柴胡10g、郁金15g。5剂，水煎服，每日1剂，分2次服。

三诊：失眠未改善，在原方的基础上加柏子仁15g、夜交藤30g。5剂。

四诊：上述症状均有消失，用天王补心丹加逍遥丸巩固疗效。

案二：孔某，女，52岁。

主症：患者精神抑郁，胸胁胀痛，善太息，纳食减少，暴怒时容易跌倒，肢体痉挛，舌淡苔白，脉弦。

证属：肝气郁结。

治法：疏肝理气，解郁安神。

方药：柴胡10g、炒白芍15g、川芎10g、枳壳10g、陈皮10g、香附10g、山栀子10g、郁金15g、炙甘草5g、川楝子10g、旋覆花20g、茯神30g。

7剂，水煎服，每日1剂，分2次服。

二诊：纳食未增加，在上方基础上加苏梗 10g、焦三仙各 20g。5 剂，水煎服，每日 1 剂，分 2 次服。

三诊：其他症状有所改善，唯有肢体痉挛未减，在上方的基础上加全蝎 5g、蜈蚣 2 条。5 剂，水煎服，每日 1 剂，分 2 次服。

四诊：情绪稳定，纳食增加，心情愉快，用逍遥丸巩固疗效。

案三：马某，女，45 岁。

主症：患者精神抑郁，表情淡漠，哭笑无常，纳呆胸闷，嗳气呕恶，咳嗽痰黏，大便秘结，咽干喉中梗阻如炙肉，咳之不出，咽之不下，苔腻，脉弦滑。

证属：痰气互结证。

治法：理气化痰，疏肝解郁。

方药：四七汤加旋覆代赭汤加减。

厚朴 10g、半夏 10g、苏梗 10g、茯苓 15g、旋覆花 15g、代赭石 20g、党参 15g、香附 10g、郁金 15g、远志 10g、生龙牡各 15g、威灵仙 15g、桔梗 10g、胆南星 10g、陈皮 10g、甘草 6g、生姜 3 片、大枣 5 枚。

10 剂，水煎服，每日 1 剂，分 2 次服。

二诊：心情有所好转，癔症症状基本消失，但纳食不香，在上方中加焦三仙各 20g、莱菔子 15g、枳实 12g。5 剂后患者再未来就诊，电话回访病已痊愈。

案四：赵某，男，52 岁。

主症：患者精神恍惚，多疑善虑，睡眠多梦，心悸烦乱，面色无华，头晕乏力，肌肤不仁，纳呆腹胀，舌淡苔白，脉沉弦细。

证属：心脾两虚。

治法：补心养血，健脾益气疏肝。

方药：归脾汤加味。

党参 10g、炙黄芪 15g、白术 10g、炙甘草 5g、茯神 15g、远志 15g、炒枣仁 30g、当归 10g、木香 10g、石菖蒲 15g、焦三仙各 20g、陈皮 10g、枳壳 10g、柴胡 10g、炒白芍 15g、生姜 3 片、大枣 5 枚。

10 剂，水煎服，每日 1 剂，分 2 次服。

二诊：10 天后复诊情况良好，唯肌肤不仁还未改善，在上方中加鸡血藤 30g、桂枝 10g。5 剂，水煎服，每日 1 剂，分 2 次服。

三诊：各种症状都消失，用归脾丸巩固疗效。

案五：常某，女，44 岁。

主症：患者烦躁易怒，惊悸不宁，胸闷口苦，头痛目赤，咳嗽黄痰，渴不欲饮，便秘面赤，四肢抽搐，时有气从少腹上冲，舌红苔黄腻，脉弦滑数。

证属：痰郁化火证。

治法：清热化痰，平肝降逆。

方药：黄连 10g、半夏 10g、竹茹 10g、枳实 15g、陈皮 10g、茯苓 15g、炙甘草 5g、木香 6g、香附 10g、龙胆草 12g、黄芩 10g、山栀子 10g、生龙牡各 20g、朱砂 2g（冲服）、大黄 6g、钩藤 15g、生白芍 15g、石决明 15g。

10 剂，水煎服，每日 1 剂，分 2 次服。

二诊：诸症均好转，唯有气从少腹上冲还严重，此属奔气，在上方的基础上加生白芍 15g、沉香 6g、李根白皮 30g、苏梗 12g。5 剂，水煎服，每日 1 剂，分 2 次服。1 年后随访疾病未复发。

案六：马某，男，46 岁。

主症：最近患者感觉急躁易怒，郁闷不舒，失眠多梦，胁肋满闷，口苦纳少，呕恶腹胀，大便不调，小便短赤，舌红，苔黄腻，脉弦滑数。

证属：肝胆湿热。

治法：清肝利胆，宁心安神。

方药：龙胆草 10g、黄芩 10g、山栀子 10g、泽泻 10g、当归 10g、生地 15g、柴胡 10g、车前子 15g、炒枣仁 15g、珍珠母 15g、龙齿 15g、甘草 5g、夜交藤 30g、大黄 6g。

5 剂，水煎服，每日 1 剂，分 2 次服。

二诊：湿热症状减轻，但呕恶腹胀未除，在上方的基础上去大黄加藿香、佩兰叶、厚朴、枳壳。5 剂，水煎服，每日 1 剂，分 2 次服。

三诊：一切症状均有好转，用龙胆泻肝汤加逍遥丸巩固疗效。

案七：常某，男，52 岁。

主症：近来患者情绪低落，郁闷烦躁，悲观失望，反应迟钝，行为迟缓，胸胁胀痛，脘闷嗳气，不思饮食，腰膝酸软，面色㿠白，手足不温，少气无力，舌淡，苔白，脉弦沉。

证属：肝郁肾虚（肾阳虚）。

治法：补肾调肝，解郁扶阳。

方药：右归饮加味。

肉桂 6g、制附子 10g、山药 15g、山茱萸肉 15g、杜仲 15g、熟地 10g、枸杞子 15g、菟丝子 15g、五味子 10g、郁金 15g、合欢皮 15g、柴胡 10g、生白芍 15g、山栀子 10g、炙甘草 6g。

10 剂，水煎服，每日 1 剂，分 2 次服。

二诊：上述症状好转，用右归丸加逍遥丸巩固疗效。

案八：孙某，女，44 岁。

主症：近期患者情绪低落，郁闷烦躁，悲观失望，反应迟钝，行为迟缓，胸胁胀痛，脘闷嗳气，不思饮食，腰膝酸软，五心烦热，失眠，晚上口干，全身有发热感，舌淡，苔少，脉细弦数。

证属：肝郁肾虚（肾阴虚）

治法：滋阴调气，解郁安神。

方药：左归饮加味。

生地 15g、熟地 15g、山茱萸肉 15g、生白芍 15g、杜仲 15g、枸杞子 15g、鹿角胶 10g、龟板胶 10g、磁石 20g、刺五加 10g、五味子 10g、郁金 15g、合欢皮 15g、柴胡 10g、山栀子 10g、甘草 5g。

10 剂，水煎服，每日 1 剂，分 2 次服。

二诊：上述症状有所好转，用知柏地黄丸加舒肝和胃丸巩固疗效。

案九：孔某，男，45 岁。

主症：患者近来脑部鸣响，响声如雷声，情绪烦躁时鸣响严重，心烦易怒，血压较高，口干，尿赤，便燥难解，失眠多梦，舌红苔黄腻，脉弦数。

证属：脑鸣，肝郁化火，上扰清窍。

治法：疏肝解郁，泻火宁神。

方药：龙胆泻肝汤加味。

龙胆草 10g、黄芩 10g、焦栀子 10g、泽泻 10g、车前子 10g、生地黄 12g、当归 10g、磁石 15g、柴胡 10g、甘草 5g、夜交藤 20g、合欢皮 15g、瓜蒌 15g、大黄 6g、石决明 15g、充玉子 15g、决明子 15g、菊花 15g。

10 剂，水煎服，每日 1 剂，分 2 次服。

二诊：10 天后再来就诊，主诉脑鸣减轻，一切症状好转，用龙胆泻肝丸巩固疗效。

（**按语**）肝主疏泄，喜条达，性刚劲，为将军之官。若情志抑郁，暴怒伤肝，肝郁化火，肝经实火，循经上冲，火扰清窍，清窍失灵，则脑中鸣声不止，口干口苦。肝胆火炽，扰动心神，失眠多梦，肝火煎熬肠中津液，故便干难解，用疏肝解郁，泻火宁神的方法可以治愈。

案十：闫某，男，38 岁。

主症：近期以来患者感觉耳鸣如潮声，耳聋时轻时重，恼怒时加重，兼耳胀耳痛，头痛眩晕，面红目赤，口苦咽干，烦躁难眠，并有胁痛的感觉，大便秘结，小便短赤，舌红苔黄腻，脉弦数有力。

证属：耳鸣耳聋，肝火上扰清窍。

治法：清肝泄热清窍。

方药：龙胆泻肝汤加味。

龙胆草 10g、山栀子 10g、黄芩 10g、车前子 10g、泽泻 12g、木通 6g、当归 10g、生地 10g、赤芍 10g、柴胡 10g、薄荷 6g、甘草 5g、大黄 6g、枳实 12g、石菖蒲 30g、炒枣仁 15g、生龙牡各 15g、知母 10g、川楝子 10g、郁金 15g、生白芍 15g。

10 剂，水煎服，每日 1 剂，分 2 次服。

二诊，用龙胆泻肝丸继续巩固疗效。

（按语）本病因肝气郁结，经气不疏，郁而化火，上蒙清窍，故发生耳鸣耳聋，治当疏肝解郁，调畅气机，气顺则火降，火降则耳鸣耳聋消除。本案例和脑鸣一症的治法相同，但加减不一，体现了中医异病同治的原理。症状虽然不同但是病理都是由肝火上扰引起的。

案十一：赵某，女，42 岁。

主症：患者 10 天前，突然发生口眼歪斜，眼睑闭合不全，善太息严重。问诊：胸闷胸满，头晕目眩，乳房胀痛，纳食减少，口苦，月经不调，脉弦，舌淡红。

证属：肝郁气滞，引动肝气。

治法：疏肝解郁，养血通络。

方药：逍遥散加减。

当归 10g、生白芍 12g、柴胡 10g、茯苓 10g、白术 10g、薄荷 6g、僵蚕 15g、香附 10g、全蝎 6g、青皮 10g、川楝子 10g、党参

10g、龙胆草 12g、青黛 6g（冲服）、蜈蚣 2 条、白附子 10g。

10 剂，水煎服，每日 1 剂，分 2 次服。

二诊：10 天后又来就诊，见患者病情虽然好转，但还没痊愈，在上方的基础上加防风 60g、牛蒡子 50g。5 剂，水煎服，每日 1 剂，分 2 次服。

三剂：见患者面色红润，精神饱满，一切症状均消失。用逍遥丸巩固疗效。

（按语）本病由七情所伤，劳倦过度，人体正气不足，风邪乘虚流窜经络而致，病位在阳明经。本案病机为肝失疏泄，内风上扰而成，虽然症状多种多样，但病机要点都是脉络不畅，气血痹阻，筋脉失养而成。临证时可根据不同证型有所侧重，或以祛风化痰为主，兼以活血益气；或以活血化瘀为主，兼以祛风化痰补虚；或以补虚扶正为主，兼以活血化痰祛风。至于其他病理变化则在此基础上灵活变通。如偏寒给以散寒，偏热的予以清热，热重的清热解毒，肝郁者疏肝解郁。

肯定的说，牵正散是祛风化痰通络的好方子。所以根据面神经炎的多种病理特点，治疗时在牵正散的基础上变通组方能收到显著疗效。对本病的治疗除内服药外，应重视外治法，针灸效果最好，也可贴敷等，都能起到调和阴阳气血，疏通经络，扶正祛邪的作用。

值得注意的是面神经炎病程的长短与疗效有密切的关系，病程短者易治，病程长者难治，超过 6 个月以上不愈者可能成为终身面瘫。因此早期治疗是提高面瘫治愈率的关键。

案十二：靳某，男，34 岁。

主症：患者头痛剧烈左侧较重，头胀欲脱，面红目赤，烦躁易怒，耳鸣如潮，口苦，口渴欲饮，小便短赤，大便秘结，舌红口干，苔薄黄，脉弦。

证属：肝阳头痛。

治法：清肝泻火。

方药：清肝泻火汤。

山栀子 10g、丹皮 10g、柴胡 10g、白芍 15g、川芎 10g、当归 10g、石膏 30g、黄连 10g、甘草 6g、菊花 15g、牛蒡子 10g、川牛膝 30g。

7 剂，水煎服，每日 1 剂，分 2 次服。

二诊：服药后肝阳上亢症状减轻，但头痛头胀仍然较重，且出现抽搐症状，在上方基础上加全蝎 6g、蜈蚣 2 条、枳实 12g，以解痉通络熄风。3 剂，水煎服，每日 1 剂，分 2 次服。

三诊：头痛已止，其他症状全消，用龙胆泻肝丸巩固疗效。

（按语）《素问·至真要大论》曰"诸风掉眩皆属于肝"，怒则气上，引动肝阳上亢，也引动肝风，所以患者出现头部剧烈胀痛；肝胆之火偏亢，故常见暴怒；由于肝风内动，出现脑部血管痉挛必用全蝎、蜈蚣、枳实解痉熄风，头部抽痛才能停止。

案十三：武某，男，67 岁。

主症：最近患者因被骗 10 余万元人民币，全家吵闹不休，在这种情况下情志发生了变化，表情淡漠，忧郁恼怒，时时困乏欲睡，终日迷迷糊糊，并伴有胸胁苦满，胁肋胀痛，善太息不休，舌边尖红，脉弦。

证属：嗜睡证。

治法：疏肝解郁，行气开窍。

方药：柴胡疏肝散加味。

柴胡 10g、香附 10g、川芎 10g、炒白芍 15g、枳壳 10g、茯苓 10g、陈皮 10g、砂仁 10g、炙甘草 10g、郁金 10g、佛手 10g、瓜蒌 15g。

10 剂，水煎服，每日 1 剂，分 2 次服。

二诊：发作性睡眠减少，但出现头部刺痛，舌边出现瘀斑，在上方基础上加三七6g、地龙10g、元胡10g。10剂，水煎服，每日1剂，分2次服。

三诊：上述症状已消失，用逍遥丸巩固疗效。

（按语）本病是因受强刺激和大怒后引起情志失调，造成了气滞血瘀，气机不畅导致清阳不升，清窍失养，故见一系列情志失常的表现。首先是困乏欲睡，终日迷迷糊糊；继之由于肝气不舒引起胸胁苦满，肝气犯胃等证。开始为急性病，由于治疗及时加上心理劝解效果还不错，很快转危为安，如果治疗不及时就会耽误病情，有可能转为精神分裂症。

案十四：徐某，男，65岁。

主症：症见左右两手震颤，不能自主，行动迟缓，振振摇摇，纳食不香，睡眠不足，口干，便坚，脉弦细，舌质偏红，苔薄腻。

证属：震颤（西医称震颤麻痹）。

治法：平肝柔肝，养血熄风。

方药：杞菊地黄汤加青娥丸加味。

生地15g、熟地12g、生龙牡各20g、当归10g、柴胡10g、生白芍15g、川牛膝30g、山萸肉15g、山药15g、泽泻10g、丹皮10g、茯苓10g、珍珠母30g、仙灵脾20g、木瓜15g、鸡血藤15g、杜仲15g、补骨脂15g、制首乌12g、僵蚕15g、党参15g、炙黄芪15g、枸杞子15g。

上方加减治疗5个月，服药70余剂，震颤基本好转。

（按语）震颤系指以肢体肌肉自动发抖为主的证候。"震颤者，筋之病也"，肝主筋，由于肝血不足造成血不养筋，故发生震颤。只有肝血充盈，筋才能得到充足的濡养，震颤才能好转，乃至痊愈。所以震颤是肝血对筋失去濡养的结果。所以在治疗该病的过程中只有柔肝舒肝，滋补肝肾，养血柔筋才能使筋舒颤除，达到痊愈。这个病例治疗5个月，服药70余剂，才有好转，仅供参考。

本病的突发症状是震颤，属肝风内动之象，其实就是本虚标实。本虚主要是肝肾阴虚和气血阴阳皆虚，标实除风以外，可属痰、瘀、火诸邪，本病初期阶段本虚之象并不突出，主要以痰瘀阻滞、风火相煽之标为主，此时当以涤痰化瘀、降火熄风为主要治法。年老体弱，病程较长者其本虚之象逐渐突出，治疗当以滋补肝肾、益气养血、调补阴阳为主，兼顾熄风通络。

针对本病病机特点其用药规律如下。

（1）平肝熄风是贯穿始终的治疗大法，常用药物有：重镇潜阳类，如珍珠母、生龙牡等；熄风解痉药如钩藤、羚羊角、天麻、白蒺藜、僵蚕等。

（2）重视活血养血药的应用，如选当归、赤芍、白芍、鸡血藤、川芎、桃仁、红花、丹参等。

（3）缓急止颤注重用虫类药物，这类药物兼活血化瘀，搜风通络等作用，配合应用可能效果更佳，常用药物有全蝎、地龙、蜈蚣、僵蚕等。

（4）滋补肝肾是治疗本病的关键，宜选用熟地、枸杞子、山茱萸肉、桑寄生、首乌、龟板、川断、杜仲等。

（5）本病因肝肾阴虚，风气内动而发病，因此在治疗时或恢复后，凡是易引起动肝风的因素均应避免，如避免恼怒、惊恐等情志失调，忌过食辛辣刺激或肥甘厚味之品，忌房事不节、避免感受外风等。

【护理与调养】以上 14 个案例都是肝气犯了脑神的疾病，用西医观点讲是精神方面的疾病，所以在治疗和护理的过程中要多加注意与患者沟通，解除患者的紧张忧虑情绪，耐心细致做好患者的思想工作，增强患者战胜疾病的信心，使其精神舒畅，心情愉快，从而提高疗效，加快身体康复。并帮患者养成起居有常的良好习惯，保持精神乐观，情绪稳定，坚定其坚持治疗的信心。饮食宜清淡富有营养，并可适当配合中医食疗方法，忌食油腻等食物。

第九节　肝气犯脉证

肝气犯脉证即中医"脉痹"，相当于西医的血管闭塞性炎症。

中医的"脉痹"系指由于人的情志不舒，气机不畅，肥甘饮食不节，血管痉挛等造成部分血管狭窄，血流减少，血流缓慢形成血栓，阻塞血管，使患者出现"眩晕"或"厥逆"之症。其原因多由先天不足、脾肾两虚或后天失调、气血亏损所致，气虚则血流不畅，阴血亏损则脉道不充运行缓慢，日久则血道瘀滞，甚则闭塞不通，以至脉涩如丝甚或无脉，形成了西医讲的无脉证或血管阻塞等病证。

案一：韩某，女，52岁。

主症：患者5天前因家庭不和吵架生气后突然右手不能活动，双脚发麻来就诊，伴烦躁、头痛、失眠、手足无力、两胁胀痛。查体发现患者左臂血压测不到，右臂血压160/120mmHg，切脉脉弦细沉，左臂无脉，舌质暗红，苔腻。家人诉西医诊断为颈动脉有斑块形成，建议放动脉支架治疗。家属想用中医治疗所以来诊。

证属：肝气郁滞，血管痹阻。

治法：平肝熄风，活血通脉。

方药：四逆散加通窍活血汤加减。

柴胡10g、赤芍15g、枳实12g、甘草6g、桃仁10g、红花10g、当归10g、川芎10g、地龙15g、泽兰叶10g、生黄芪30g、郁金15g、茺蔚子10g、葛根30g、丹参30g、石菖蒲30g、穿山甲6g、白芍10g、青箱子15g、夏枯草30g、川牛膝30g、全蝎6g、蜈蚣2条。

10剂，水煎服，每日1剂，分2次服。

二诊：10天后来就诊，烦躁减轻，手足无力未除，以上方去当归、甘草加海藻10g、昆布10g以软坚散结。15剂，每日1剂，分2次服。

三诊：20天后来就诊，两胁胀痛减轻，头痛失眠消除，原方25剂，每日1剂，分2次服。前后原方加减共服50余剂。

四诊：2个月后来就诊，见右臂能活动，双足麻木未减，右臂血压130/95mmHg，左臂脉仍测不到，在原方的基础上黄芪加到100g、党参40g、旱莲草30g、女贞子15g。服药35剂后就诊诸症消失，左臂能测到血压90/70mmHg。

五诊：4个月后又来就诊，继续服用以下方药：生黄芪100g、党参40g、桂枝15g、三七6g、丹参30g、白术10g、桃仁10g、红花10g、赤芍15g、地龙10g、甘草6g、柴胡10g、枳实15g。5剂，水煎服，每日1剂，分2次服。继续益气活血。常服阿司匹林肠溶片巩固疗效，防止复发。

（按语）本案例无脉证是属于上肢型，该患者长期以来心情不舒畅，血管长期处于紧张痉挛状态，加之本人饮食不节，肥甘厚味过甚，血液成分有所改变，出现了高血脂，高血黏度等病证，加之长期以来失治误治引发颈动脉阻塞，危急生命。通过长时间用疏肝理气，平肝熄风，活血通脉的方法治疗后症状得到改善。通过这一病例使人们认识到只要患者坚定信心，坚持治疗，奇迹一定会出现，仅此一例仅供参考。

案二：朱某，男，47岁。

主症：患者胸腹壁有条纹状物，固定不变，刺痛，胀痛，已有一年余，随着时间的推移痛势越重，并伴有发热的感觉。经常有胸闷嗳气等症状，舌苔薄黄脉弦。西医诊断血栓性静脉炎。

证属：恶脉。

治法：舒肝理气，行气化瘀。

方药：复元活血汤加减。

柴胡 10g、花粉 10g、当归 10g、红花 10g，桃仁 10g、穿山甲 6g、酒大黄 10g、鸡血藤 30g、地龙 15g、炒白芍 15g、乳香 10g、没药 10g，白酒为引。

10 剂，水煎服，每日 1 剂，分 2 次服。

二诊：10 天后来复诊，胸闷嗳气消失、疼痛略有减轻，在原方基础上加丹参 30g、苏木 10g、川牛膝 30g、郁金 15g、元胡 10g、川楝子 10g。5 剂，水煎服，每日 1 剂，分 2 次服。

三诊：其他症状均消失，唯有皮肤还有发热感。在上方的基础上加金银花 20g、蒲公英 30g、地丁草 15g、苦参 15g。5 剂，水煎服，每日 1 剂，分 2 次服。2 个月后电话随访情况良好。

（按语）本病多因饮食不节，湿热蕴结下注脉中；或久住潮湿之地外感寒湿之邪，寒湿凝滞于经脉；或情志内伤，肝郁气滞，气滞血瘀，脉络不畅，瘀血停积；或久病卧床，久立久站，劳倦过度致脾虚生湿生瘀，阻于脉间等所致。总之，本病病位在脉，由湿、热、寒、痰等邪，致经脉受损气血流动不畅，脉络瘀阻而发病。

本案是由于肝郁气滞，气血流动不畅，久而久之，气郁生热生瘀，阻塞血管而致，治疗方法以通络为要。本病发病虽有湿热蕴结，寒湿凝滞，肝气郁结，脾虚失运，外伤血脉之别。但经脉不通为发病的关键，故治疗上应以通为主，或清热利湿通络，或活血化瘀通络，或温阳化湿通络，或益气养血通络，或清热解郁通络等。复元活血汤的功效就是活血祛瘀舒肝通络。只有药症相应才能取得良好效果。

第十节　肝气犯眼症

"肝开窍于目"是中医五脏通五官的辨证论点之一。这就是说，肝有什么病变，会反应在眼上，如肝阳上亢时会出现头晕、口苦、目眩，肝炎发病时会出现全身乏力、头晕、目黄等。反过来眼部有病变亦应在肝上找原因。

肝藏血主疏泄，如果肝脏疏泄功能失常，必然会引起眼底血管变化，不是出现眼底动脉硬化、血管痉挛，就是眼底动静脉阻塞，久而久之会出现视力下降、失眠、暴盲等一系列眼病，这些现象都是由暴怒伤肝、气血闭郁或失血过多、元气暴脱所致。

案一：梁某，男，55岁。

主症：来就诊前经西医诊断为视神经炎，诊断证明书上写：瞳孔轻度散大，眼底视乳头边界不清，充血水肿，视网膜静脉充盈可见出血渗出。问诊患者性情急躁易怒，头晕目眩，口苦，咽干，便秘，尿赤。舌红苔黄，脉弦。

证属：肝火炽盛（西医视神经炎）。

治法：清肝泻火，宁窍明目。

方药：龙胆泻肝丸加减。

龙胆草12g、柴胡10g、泽泻10g、车前子10g、木通6g、生地10g、当归10g、山栀子10g、黄芩10g、茯苓10g、赤芍12g、甘草6g、丹皮10g、金银花12g、夏枯草30g、丹参30g、桃仁10g、大黄6g。

10剂，水煎服，每日1剂，分2次服。

二诊：较前症有所减轻，大便干已变软，但口苦咽干还存在，在前方的基础上减大黄，加沙参15g、麦冬15g、知母10g、元参10g。5剂，水煎服，每日1剂，分2次服。

三诊：患者进食寒凉之物后又出现胸闷纳少，故原方减去山栀子、黄芩，加瓜蒌 15g、白术 10g、焦三仙各 20g。5 剂，水煎服，每日 1 剂，分 2 次服。

四诊：一切症状减轻，视力恢复较好，但还有模糊的感觉，用加味逍遥丸加杞菊地黄丸巩固疗效。

案二：苏某，女，50 岁。

主症：临床症状同案一症状相似。见抑郁，胸胁胀痛，食少纳差，脘腹胀满，善太息，苔白脉弦。

证属：气滞血瘀证。

治法；疏肝解郁，活血明目。

方药：舒肝通脉汤加减。

柴胡 10g、当归 10g、赤芍 10g、丹皮 10g、郁金 10g、茯苓 10g、白术 10g、泽兰叶 10g、益母草 10g、丹参 10g、白茅根 30g、甘草 6g、桃仁 10g、红花 10g。

10 剂，水煎服，每日 1 剂，分 2 次服。

二诊：变化不大，B 超检查发现眼底出现积水，而且量较多，在前方的基础上加生蒲黄 30g、车前子 15g、泽泻 15g、茯苓 10g。10 剂，水煎服，每日 1 剂，分 2 次服。

三诊：患者出现眼球转动疼痛明显，在上方基础上再加陈皮、香附、川楝子、元胡等。5 剂，水煎服，每日 1 剂，分 2 次服。

四诊：一个月后来诊，积水消失，疼痛减轻，视力较前清晰，用明目地黄丸巩固疗效。

（**按语**）目为五脏六腑精气汇聚之所，五脏功能失调，皆可影响目系而视觉异常，以视力下降或丧失为主要表现。病虽在目系，但与肝脾肾诸脏功能失常密切相关，临床治疗应从整体出发，通过调整脏腑功能达到开窍明目的目的。

本病多由暴怒或抑郁而引发，主要病机为肝失疏泄，目窍不利，故宜从肝治疗。肝气郁结，气滞血瘀者以舒肝理气，活血通络为治法；肝火炽盛，上扰清窍者宜清肝泻火，宁窍明目。久病或病到后期，气血津液耗损，肝肾脾胃虚弱，病势已缓但正气已伤，治疗应从补虚扶正为主；肝肾阴虚者宜滋补肝肾，气血两虚者宜补养气血加活血通络、开窍明目。另于方中可配伍以清轻升发之品，如柴胡、升麻、防风、菊花等引药达病所，以利恢复视力。

辨证论治是中医治疗疾病的主要法则。如系整体、脏腑、气血、阴阳变化导致眼部疾病，从整体调治同时可根据局部改变加减用药。如眼球疼痛明显者加陈皮、香附、川楝子、元胡、郁金等。如眼底有积水者加生蒲黄、车前子、茯苓、泽泻等淡渗之品。渗出物久不吸收可加桃仁、红花、丹参、杏仁、桔梗等行气化痰之品。后期遗留视神经萎缩者以补益气血、活血通络为主，用人参、黄芪、熟地、当归、鸡内金、丹参、川芎等。

本病多因情志刺激而引发，治疗用药的同时可配合精神疗法，减少精神负担，只有心情舒畅才有利于疾病的恢复。

第十一节　肝气（火）犯血证

肝在病理条件下主要表现为肝气郁结或升动太过，肝不藏血，筋膜失养而风动。在肝气犯眼证中论证了眼目及肝经循行部位等病变也常从肝论治。辨肝之证的指征有情绪抑郁，烦躁易怒，胁肋疼痛，头晕目眩，黄疸，出血，目痛羞明，脉弦等。

由于七情所伤郁怒伤肝，肝气郁结横逆，肝火上逆侵犯多个脏腑损伤其脉络。肝火扰动气逆血奔，血得热则忘行，故很容易出现吐血，咳血，衄血等一系列症状。

案一：袁某，男，48 岁。

主症：吐血，口苦胁痛，心烦易怒，寐少梦多，躁扰不宁，舌质红降，苔腻脉弦。

证属：肝火犯胃，损伤胃络，吐血。

治法：清肝凉血，镇肝降逆。

方药：泻肝降胃汤加减。

旋覆花 20g、代赭石 20g、石决明 15g、瓜蒌 10g、甘草 6g、龙胆草 12g、青黛 10g（冲服）、茜草 20g、侧柏叶 10g、生地 15g、仙鹤草 20g。

10 剂，水煎服，每日 1 剂，分 2 次服。

二诊：10 天后来就诊，患者肝热之势减轻，出现吐酸，在原方的基础上加黄连 6g、吴茱萸 1g、郁金 15g。5 剂，水煎服，每日 1 剂，分 2 次服。

四诊：1 个月后来就诊，一切情况良好，用加味逍遥丸巩固疗效。

（**按语**）吐血是指血由胃或食管等上消化道而来经口吐出的症状，可由肝胃炽热，脾胃虚弱，瘀血阻滞等多种病因使胃络受伤，胃失和降所致。吐血的病位在胃，总的病因病机为火热、气虚、血瘀而致气血逆乱络伤血溢，血随胃气上逆而成。

胃火炽盛与肝火犯胃所致吐血色鲜红或紫红，与阴虚火旺吐血之血色无大的区别，所区别之处，前者病程较短，多突然发作，后者病程较长具有反复发作的现象，结合其他临床兼症表现足以鉴别。脾虚吐血与阴虚吐血血色淡而不鲜，临床表现与实热证不同，不难鉴别。脾虚吐血血色淡，阳虚吐血血色暗淡，亦可区别。瘀血吐血血色紫黑有血块不同于各种吐血。在临床实践中只要掌握了以上这些辨证论点和症状区别办法，辨证就能准确，疗效就能提高。

案二：尚某，男，33 岁。

主症：患者自述前几天情志不遂，突然出现鼻出血，并出现头痛眩晕，烦躁易怒，口苦、口干，胸胁胀痛等症状，舌苔黄腻，舌红，脉弦。

证属：肝胆郁热损伤鼻络，鼻衄。

治法：清肝泻火，凉血止血。

方药：犀角地黄汤加减。

水牛角 30g、生地 15g、赤芍 10g、丹皮 10g、龙胆草 12g、黄芩 12g、焦栀子 10g、茜草根 30g、生牡蛎 20g、薄荷炭 10g、柴胡 10g、生白芍 15g。

7 剂，水煎服，每日 1 剂，分 2 次服。

二诊：10 天后来就诊，衄血已止，肝火清，用龙胆泻肝汤巩固疗效。

（按语）鼻衄是指鼻出血的症状，由鼻部疾患或外伤，或胃、肺、肝经火热上扰，脾不统血，肝肾阴虚，邪热犯肺等原因引起。邪热犯肺证为外感引起，其他均为里症，里症鼻衄从病因辨。有饮酒、进食辛辣食物史者，多为胃火鼻衄；有因情志所致者多为肝火鼻衄；因劳累诱发的多为脾虚肾虚鼻衄；因大失血所致的阴竭阳脱鼻衄，发病较急；因脾虚肾虚鼻衄发病的多为缓慢。在临床中只要掌握了这些辨证观点，对临床中出现的各种现象很快就能作出正确判断，对症处方用药，获得良好效果

案三：侯某，女，52 岁。

主症：胸胁牵痛，咳嗽痰中带血，烦躁易怒，大便干结，小便短赤，舌质红，苔薄腻，脉弦数。

证属：肝火犯肺，损伤血络，咳血。

治法：清肝润肺，和络止血。

方药：泻白散加黛蛤散加减。

海蛤壳粉 15g、青黛 6g、丹皮 10g、焦栀子 10g、黄芩 10g、生地 20g、地骨皮 10g、桑白皮 10g、白芨 10g、甘草 6g、白茅根 30g、竹茹 10g、茜草根 15g、仙鹤草 20g。

5剂，水煎服，每日1剂，分2次服。

用上方加减治疗20多天后咳血已止，情志带来的一切症状都已消失，疾病痊愈。

（**按语**）咳不离肺，咳血即是因肺络受伤所引起的疾病。肺为"娇脏"，喜润恶燥，喜清恶浊，在正常情况下，肺脏全赖肾水的滋养、津液的濡润才能发挥它的清肃治节之权。如果因外感风热、燥火、内伤情志等都能直接或间接地损伤肺络，使血液离经而咳血。

在临床上，常因肺阴虚复感风热燥邪，或木火刑金，肺失肃降而致咳血，故在治疗方面应以清热润肺、平肝宁络、凉血止血为基本原则。

本病是因情志不遂，肝郁化火，肝火上逆犯肺损伤肺络而咳血，所以在治疗方面应以清肝润肺和络止血为主。热势太大吐血如涌者，可用犀角地黄汤加减治疗。如出血过多者而见暴咳血时可使患者安定静卧少动，以防止虚脱，随即可用生脉散加煅龙牡拯救亡阴危象。

案四：孔某，男，52岁。

主症：最近以来患者小便短赤，排便不畅，恶心呕吐，胁肋疼痛，舌边红，苔微黄，脉弦数。

证属：肝胆湿热，下注膀胱。

治法：泻肝清热，凉血止血。

方药：龙胆泻肝汤加止血药。

柴胡10g、龙胆草10g、当归10g、黄芩10g、山栀子10g、生地15g、车前子10g、泽泻12g、木通6g、甘草5g、大蓟10g、小蓟10g、赤芍15g、白茅根30g、炒蒲黄10g、茜草15g。

7剂，水煎服，每日1剂，分2次服。

二诊：服药后小便短赤改善，血量减少，湿热症状减轻，在原方基础上加三七6g、瞿麦15g、萹蓄10g。5剂，水煎服，每日1剂，分2次服。

三诊：湿热症状消失，小便无血，尿线增长增粗，用龙胆泻肝丸巩固疗效。

（**按语**）膀胱的主要作用是"化气行水"，储尿存尿。尿是人体水液代谢的产物，储存到一定量后即排出体外。该患者由于久患肝郁，郁久化热，热伤膀胱血络，造成气化功能失常，迫使血液离经出血。因而出现小便不利并有尿血现象。

案五：程某，女，52岁。

主症：患者长期以来肝气不舒，气机不利，经常脘胁胀痛，嗳气打嗝，心烦易怒，口苦口干，最近突然出现大便下血，血量较多，血色紫暗，舌质红。苔薄黄，脉弦数。

证属：肝胃郁热。

治法：泻肝清胃，凉血止血。

方药：丹栀逍遥散加减。

龙胆草12g、丹皮10g、山栀子10g、柴胡10g、当归10g、生白芍10g、生地15g、大黄6g、黄芩10g、茜草30g、侧柏叶15g、花蕊石30g、藕节15g、元胡10g、川楝子10g、石斛15g、麦冬15g。

10剂，水煎服，每日1剂，分2次服。

二诊：出血已止，一切症状消失，大便恢复正常，但出现面色萎黄，全身乏力，食欲不振，失眠等症状。用加味逍遥丸加人参归脾丸1个月巩固疗效。

（**按语**）凡是血从大便而下统称为便血，《金匮要略》中有远血、近血之分，大便后下血称远血，大便前下血称近血。远血病在小肠或胃，近血病在大肠或肛门。按血色分辨，远血色紫暗或暗红，近血色红或鲜红。

从病因看，便血有因饮食不节，多吃肥厚味重食物所致；有因劳倦过度，内脏受损，脉络受伤所致；有因感受外邪，体受湿热所致。本病病例因情志失调，忧思恼怒，情志过极，肝失疏泄造成，因患者长期肝气郁滞，久则化热，横逆犯胃，热伤胃络，血不归经，下流肠中形成便血。

二诊用加味逍遥丸加人参归脾丸是因为出血后出现虚损失眠现象，所以用加味逍遥丸继续舒肝清胃，用人参归脾丸健脾宁心，使肝郁得解，脾虚得健，最后达到痊愈的目的。

第三章
舒肝理气治妇科病篇

　　妇女的主要生理特点是月经、妊娠、分娩、哺乳。月经是指有规律的、周期性的子宫出血，一般大约每月一行，以 28 天为标准，从初潮以后至绝经以前，约维持 35 年。除妊娠期及哺乳期外，经常不变，信而有期，故称月经。

　　月经的产生是肾气、天癸、冲任、脏腑、气血协同作用于子宫，使之定期藏泻的生理现象，在月经产生的机理中，肾气起着主导作用。天癸是促使月经产生的主要物质，冲任聚脏腑之血输注于子宫，化为月经，依时而下。月经的主要成分是血。心主血脉，肝主藏血，脾主统血和化生气血，气为血帅，血赖气以周流，肺主一身之气，肾藏精，精生血，血化精，精血同源，故月经是否正常与五脏均有密切的关系，且受气血与冲任二脉盛衰的直接影响，因此，必须从肾气、天癸、冲任、脏腑、气血、经络与子宫的相互关系诸方面了解月经病的发病机制。

　　叶天士在《临证指南医案》中曾经提出"女子以肝为先天"之说。肝为藏血之脏，主疏泄，喜条达而恶抑郁，它一方面储存血液，另一方面则具有调节血量的作用。

　　肝与肾同属下焦，肾主闭藏，肝主疏泄，肝肾协调使月经能定期藏泻，这是形成月经周期的关键。女子胞为奇恒之腑，形似脏而功能似腑，它储藏血液是为了准备藏精受胎，若未能受胎，则肝经

58

的疏泄作用将经血泻出，以维持其新陈代谢。故子宫之功能实以藏为主，盖肾主胞胎也。但肝气郁结则血脉失畅而经候异常，故月经不调诸疾多责于肝。而七情之伤往往影响肝经，所以肝经与妇科疾病关系密切。虽然在经、带、胎、产中发生疾病的机理多种多样，但情志之伤占很大部分，不是肝气不舒就是肝郁化火，要么是肝肾阴虚，热伤血络，血络受阻使月经产生异常。或以肝郁伤脾，脾虚生湿，湿郁化热，发生带下诸疾。或是在产后哺乳中受情志影响很容易使乳络受阻造成缺乳或断乳。

第一节　月经病

一、月经先期

月经周期提前一周以上，或甚至十余天一潮的称为月经先期，亦称"月经超前"。如仅超前三五天并没有其他不适感觉，属正常范围，或偶然超前一次，亦不作先期论。本病多由血热，阴虚发热，气虚等引起。

案一：程某，女，36岁。

主症：患者烦躁易怒，胸胁胀满不舒，兼腰困，每次月经来前乳房少腹胀痛，月经先期，口苦口干，经色深红，量少，质稠，排出不畅，舌质红苔薄黄，脉弦数。

证属：肝郁血热肾亏。

治法：疏肝清热，补肾凉血。

方药：加味逍遥丸加减。

丹皮10g、山栀子10g、柴胡10g、当归10g、生白芍15g、白术10g、茯苓10g、枸杞子15g、薄荷6g、炙甘草5g、紫河车10g、山茱萸15g、生地15g、元胡10g、川楝子10g，生姜为引。

10 剂，水煎服，每日 1 剂，分 2 次服。

二诊：服完药后症状消失，用六味地黄丸加丹栀逍遥丸巩固疗效。2 个月后月经正常。

（按语）月经先期原因大都是血热之故，不是肝郁血热就是阴虚血热，要么是肾气不固或阳盛血热，血瘀化热。本例患者是肝郁血热，故用加味逍遥丸加减，以疏肝解郁、养血健脾、清热凉血，10 剂药后使肝郁得解，血热得除，血虚得养，脾虚得健，肾虚得补，月经先期得调。

二、月经后期

月经周期延长或后错七天以上，甚至每隔四五十天一至者称月经后期，亦称"经期退后"。如仅延后三五天且无其他症状的不作月经后期论。如偶见一次，虽时间长，但下次来潮仍然如期的，亦不作后期论。本病多由血虚、血寒、气滞等原因引起。

案二：刘某，女，36 岁。

主症：患者经期延长，经色紫红，夹块量少，行而不畅，少腹胀痛，有小块，按痛不减，月经来之前胸胁、乳房胀痛，善太息，舌质偏红，脉弦涩。

证属：肝气郁结，经行后期。

治法：开郁行气，活血调经。

方药：理气通经汤加减。

当归 10g、川芎 10g、益母草 30g、丹参 15g、红花 10g、香附 10g、青皮 10g、陈皮 10g、泽兰叶 10g、元胡 10g。

5 剂，水煎服，每日 1 剂，分 2 次服。

二诊：20 天后来就诊，少腹、乳房胀痛感觉减轻，月经量增多，原方加柴胡 10g、炒白芍 15g、郁金 15g。5 剂，水煎服，每日 1 剂，分 2 次服。

三诊：2个月后来就诊，一切症状消失，月经正常。

（按语）月经后期的机制大多属于虚证，不外营血亏虚，冲任不调，或为阳气不足脏腑失于温养，化生不及，或冲任不盛或真阳亏损虚热内生，或水亏血少，冲化不足，以至于血海不能及时满溢，月经周期因而推后。此乃虚证，内伤生冷，血为寒凝，阻止冲任，或情志不舒，气机郁结，血行不畅滞涩冲任，或痰湿停积蕴滞冲任，使血海不能满溢，致使月经延期。肥胖子女多此疾，以上二者均属实证。

三、月经先后不定期

月经不按周期来潮，或提前或延后，无一定规律，称为"月经先后无定期"。产生本病的主要原因是气血不调，冲任紊乱引起。血不调的原因，以肝郁、肾虚多见。

案三：谢某，女，32岁。

主症：患者长期精神郁闷，心烦易怒，胸闷不舒，时时叹息，两肋胀痛，腰膝酸软，月经先后不定期，经量或多或少，经行不畅有块，经来痛减，经前乳房少腹胀痛，舌紫红，苔薄黄，脉沉弦。

证属：肝气失调，肾阴亏损。

脏腑：疏肝解郁，养血滋肾。

方药：逍遥散加一贯煎加减。

当归10g、柴胡10g、炒白芍10g、茯苓10g、白术10g、炙甘草10g、薄荷6g、熟地15g、沙参15g、枸杞子15g、麦冬15g、川楝子10g、元胡10g、生姜3片。

5剂，水煎服，每日1剂，分2次服。

二诊：10天后来就诊，心情较前舒畅，两肋胀痛减轻，出现饮食不振现象，在原方的基础上加陈皮10g、川楝子10g、苏梗10g、焦三仙各20g。5剂，每日1剂，分2次服。

三诊：原先症状消失，用逍遥丸加六味地黄丸巩固疗效。3 个月后电话随访月经正常。

（**按语**）肝司血海而主疏泄，郁怒伤肝，肝气抑郁则肝之疏泄失常，致使经血或前或后，血量或多或少，肝经脉抵少腹，布胸胁，肝郁则气滞，故胸胁不舒，乳房、少腹及两胁胀痛。肾阴不足则髓海不充，故腰膝酸软，脉弦沉为肾虚肝郁所致。方药中逍遥丸疏肝健脾，一贯煎滋补肾阴，所以服药 10 剂，月事失常消失，脾得健肾得补月经得调。

四、月经过多

月经过多是指月经周期不变，而经血量多，或经期延长，总量亦增加称为月经过多。本病以经量增多但在一定时间内能自然停止为特点，同时也可见淡红、深红或紫红，经血可黏稠、稀薄或有块。有些女子还可见下腹疼痛或痛经。其病因病机有多种多样，有的属气虚，有的属实热，有的属虚热，有的属气滞血瘀，有的属气郁化火等。

案四：张某，女，25 岁。

主症：患者长期口苦口干，心烦不寐，手足心发热，腰困腿软，两胁胀痛，月经量多，舌红苔微黄，脉弦而滑。

证属：肾阴虚，肝郁血热。

治法：滋肾阴，解肝郁。

方药：知母 10g、黄柏 10g、生地 15g、山茱萸 10g、山药 10g、丹皮 10g、泽泻 10g、茯苓 10g、生白芍 15g、山栀子 10g、黄芩 10g、龙胆草 12g、地榆 10g、夜交藤 30g、大小蓟各 10g。

10 剂，水煎服，每日 1 剂，分 2 次服。

二诊：原方调治 2 个月，经量减少，胁痛减轻，用丹栀逍遥丸加六味地黄丸巩固疗效。

（按语）手足心发热，腰膝酸软属肾阴虚，用知柏地黄丸滋肝肾阴虚，用丹栀逍遥散加减疏肝清热解郁。方中芍药柔肝养血敛阴；山栀子清肝泻火凉血；黄芩清热泻火止血；生地清热养阴凉血止血；白术、茯苓补脾和中，有实脾之意；地榆，大小蓟，龙胆草解郁清肝有止血之意，全方共奏滋阴清热止血作用，调理 2 个月症状消失。

五、月经过少

每逢经期，经来涩滞不爽，经血很少，甚至仅见点滴或行经时间缩短称月经过少。月经正常的妇女偶有一次经量减少不能诊断为月经过少。更年期妇女出现月经量逐渐减少是绝经的征兆，是闭经的先兆，不能诊断为月经过少。

案五：韩某，女，30 岁。

主症：经水涩少，行而不爽，经色黑红有块，可伴月经周期延后，少腹胀痛，胸胁乳房胀痛不适，舌质正常，舌边有瘀点，脉弦涩。

证属：气滞血瘀。

治法：舒肝理气，活血调经。

方药：柴胡疏肝散加四物汤加减。

当归 10g、川芎 10g、熟地 15g、炒白芍 15g、柴胡 10g、香附 10g、陈皮 10g、枳壳 10g、甘草 5g、白术 10g、丹参 30g、元胡 10g、川楝子 10g、泽兰叶 10g。

5 剂，水煎服，每日 1 剂，分 2 次服。

二诊：胸胁胀痛减轻，乳房胀痛未减。在原方基础上加橘核、橘叶。5 剂，水煎服，每日 1 剂，分 2 次服。

以上处方服药 20 剂，症状消失，月经正常。

（**按语**）四物汤养血活血，白芍炒用去其酸敛之性，增强活血力；丹参养血活血；川楝子、元胡理气活血止痛；香附理气行滞；泽兰叶疏肝活血，增强理气活血止痛效果；白术增强健脾功能，以脾健增食、增血，使血量增，达到治疗月经过少的目的。

六、痛经

痛经是一种自觉症状，指月经期、月经前后感到腹痛、腰痛等，甚则剧痛难忍。本病是妇女常见病，以月经初潮 2～3 年的青年女性多见。本病多由气血运行不畅，因寒因郁因虚而造成。

案六：芦某，女，23 岁。

主症：患者月经来潮前 10 天就诊时，诉乳房胀痛、胸胁胀痛、呃逆，易生气；月经来后少腹冷痛，拒按，有血块，量少，经色紫黑量少，舌淡暗少苔，脉弦。

证属：气滞血瘀痛经证。

治法：疏肝解郁，化瘀止痛。

方药：解郁养血汤加减。

柴胡 10g、当归 10g、生白芍 10g、茯苓 10g、乌药 10g、香附 10g、枳壳 10g、元胡 10g、川楝子 10g、红花 10g、益母草 30g、赤芍 10g。

5 剂，水煎服，每日 1 剂，分 2 次服。

二诊：服完药后，胸胁胀痛减轻，心情较前舒畅，少腹冷痛还较严重，在原方的基础上加艾叶 6g、吴茱萸 10g、丹参 15g。5 剂，水煎服，每日 1 剂，分 2 次服。

三诊：月经后来诊，痛经消失，一切症状良好，用逍遥丸加益母草丸巩固疗效。

（**按语**）肝郁气滞则乳房胀痛，胸胁胀痛，经行不畅。血色紫红有块伴经前少腹胀痛，是气滞血滞重症。方中柴胡调肝；当归、白芍养血滋肝，茯苓健脾；乌药、香附、枳壳理气行气；川楝子、元胡理气止痛；艾叶、吴茱萸、丹参温热活血，故服药10剂，痛经痊愈。

七、倒经

在行经前 1～2 天或正在经期或在经后出现规律性的衄血，甚至口中吐血者称为倒经。因其发病与月经周期有关，又常引起月经量少或闭经，多见为月经倒行逆上，故称为倒经，也叫逆行经。

案七：侯某，女，42 岁。

主症：近几个月来患者在经期出现衄血现象，色红量多，月经减少，伴有规律性耳鸣、口苦口干、心烦易怒，两胁胀痛等，舌红，苔黄，脉弦数。

证属：肝阳上亢，血热上逆。

治法：平肝清热，凉血降逆。

方药：龙胆草12g、黄芩10g、山栀子10g、丹皮10g、生地15g、藕节30g、白茅根30g、川牛膝30g、车前子10g、大黄2g。

10剂，水煎服，每日1剂，分2次服。

二诊：上述症状减轻，经量增多，衄血减少，用龙胆泻肝丸加云南白药胶囊巩固疗效。

（**按语**）肝阳亢盛，上焦热盛故有胁痛、口苦口干、头晕、耳鸣、心烦易怒等症。肝藏血而司血海，行经时血海之血随肝热上逆，故出现衄血，色红量多。至于月经量少或闭经乃是血随肝热上行所致，色红、苔黄、脉弦滑或数为肝热内盛之证。方中龙胆草清泄肝热，黄芩、山栀子清上焦热；丹皮、生地清热凉血；藕节、白茅根清血热止衄血；大黄、川牛膝引血下行以通经，经通则吐衄自止。

八、闭经

女子 18 岁，月经尚未初潮，或已行经而又中断达 6 个月以上，称为闭经。前者为原发性闭经，后者则称为继发性闭经。青春期以前、妊娠期、哺乳期或绝经期为生理性闭经。由于生殖系统或全身性疾病引起的闭经为病理性闭经。本病病因可分为虚实两端。虚者多因先天不足或后天损伤导致肝肾不足，或气血虚弱，或阴虚血燥而闭经的。实者多因肥胖、痰湿阻络或气滞血瘀脉道不通，经血不得下行所致。

案八：患者月经数月不行，精神抑郁，烦躁易怒，胸胁胀痛，少腹胀痛拒按，四肢不温，舌边紫暗，脉沉弦。

证属：气滞血瘀，络阻经闭。

治疗：舒肝活血，祛瘀通络。

方药：血府逐瘀汤加减。

当归 10g、川芎 10g、赤芍 10g、桃仁 10g、红花 10g、牛膝 30g、桔梗 10g、柴胡 10g、枳壳 10g、甘草 10g、莪术 10g、青皮 10g、木香 6g。

10 剂，水煎服，每日 1 剂，分 2 次服。

二诊：心情有所改观，面有笑容，疼痛较前减轻，四肢冷感未减，在原方的基础上加炮姜 10g、肉桂 5g、吴茱萸 5g。5 剂，水煎服，每日 1 剂，分 2 次服。

三诊：少腹还有拒按，在原方基础上加三棱 10g、生乳香 10g、生没药 10g。调理治疗 2 个月后月经来潮，一切症状消失。

（按语）气以宣通为顺，气机抑郁不能行气，冲任不通则经闭不行；气滞不宣则精神郁闷，心烦易怒；瘀血内停，积于血海，冲任受阻，则少腹胀痛拒按，舌紫暗，有瘀点，脉沉弦，此为瘀血之象。方中当归、川芎、赤芍养血活血；桃仁、红花活血化瘀；木香、青皮、莪术理气行气；柴胡、枳壳、疏肝解郁；川牛膝引血下行；吴茱萸、炮姜、肉桂温宫祛寒；血得热则流，气血通则行，所以治疗2个月后月经又来潮，一切症状消失。

九、崩漏

崩漏是指经血非时暴下不止，或淋漓不尽，前者称崩中，后者称漏下。崩与漏出血情况虽然不同，但是二者互相转化，故称崩漏。西医妇科学所称的"功能失调性子宫出血"，是最常见的月经疾病之一，是由于内分泌失调所引起的子宫异常出血。由于诊查无器质性病变，简称"功血"。其临床出血情况符合崩漏。归本病范围论治。

案九：闫某，女，41岁。

主症：经前胸胁胀痛，性情急躁，头晕，口干，便秘，腰膝酸痛，五心烦热，记忆减退，脉弦细数，舌红。

证属：肝肾阴虚兼郁热。

治法：平肝解郁，滋补肝肾。

方药：生地15g、黄芩10g、炒栀子10g、丹皮10g、柴胡10g、白芍15g、旱莲草30g、熟地15g、沙参15g、枸杞子15g、麦冬15g、当归10g、龟板10g、川楝子10g、续断15g、黄柏10g、知母15g、白茅根30g。

10剂，水煎服，每日1剂，分2次服。

根据治疗崩漏"急则治标，缓则治本"的原则，在服汤药的同时加服宫血宁胶囊。

二诊：半个月又来就诊，一切症状良好，用知柏地黄丸加丹栀逍遥丸巩固疗效。

（按语）经前胸胁胀痛，性情急躁为肝郁化火；迫血忘行则月经量多，色红有块；舌红脉弦细数，为血热之证。方中生地、黄芩、栀子、丹皮、白茅根清热凉血；白芍柔肝阴；柴胡调达肝气；旱莲草滋补肾阴，凉血止血；知母、黄柏、龟板、沙参、枸杞子为左归丸之意，滋补肝肾阴虚，所以患者服10剂中药收到了显著效果。

案十：姜某，女，25岁。

主症：患者15岁初潮，经期月经量正常，半年多来，每于经后十三四天阴道有少量出血，色红，三四天后血净，平时夜卧不宁，心情易烦，口干咽燥，带下量少，色白。诊断为经间期出血，是"漏"的一种表现，面色红，舌红，苔薄，脉细数。

证属：肝经郁热、热扰冲任失于固摄。

治法：疏肝清肝为主兼以滋肝肾。

方药：丹皮6g、荆芥6g、青蒿10g、柴胡10g、当归10g、香附6g、茜草根10g、海螵蛸10g、夜交藤15g、炒枣仁10g、黄芩10g、生白芍15g、山栀子10g。

5剂，经净后水煎服，每日1剂，分2次服。

二诊：照原方再服5剂，夜能安睡，白带量减，但是面色潮红，前方加川楝子10g、地骨皮10g，5剂。

三诊：月经中间期未出血，心烦减轻，夜晚还有口干舌燥的感觉，证属肝经郁热，久而伤阴之候。处方：青蒿15g、丹皮10g、茜草根10g、柴胡10g、当归10g、生白芍15g、香附10g、海螵蛸10g、地骨皮10g、山茱萸肉15g、生地15g、元参15g、麦冬15g。5剂。

四诊：本月月经后期无出血，带下正常，用丹栀逍遥丸加杞菊地黄丸巩固疗效。

（按语）本病以肝经郁热为主要病因，临床表现为经间期出血，显示冲任脉已受热扰，故以清肝疏肝为主要治疗方法，兼以补肾阴。

服药 20 剂痊愈。

十、经行浮肿

经行浮肿是指经行前后或经期出现以面目及四肢浮肿为主要症状者，凡浮肿之证，由脾肾两脏相干为病，脾虚则土不制水而反克，肾虚则水无所主而妄行，脾肾两虚使水湿无以运化泛滥为肿，还可因气滞血瘀，气不行水而出现水肿。

案十一：高某，女，42 岁。

主症：患者每次行经时四肢肿胀不适，乏力，按之随手而起。月经推迟，色暗有块，胸胁胀痛，善太息，舌紫暗，脉弦涩。

证属：气滞血瘀，水湿阻止。

治法：理气活血，佐以利水消肿。

方药：当归 10g、川芎 10g、赤芍 15g、白芍 10g、熟地 10g、川楝子 10g、木香 6g、元胡 10g、槟榔 10g、泽兰叶 15g、益母草 30g、泽泻 12g。

5 剂，水煎服，每日 1 剂，分 2 次服（在行经前 5 天服用）。

二诊：四肢肿胀减轻，乏力有所改善，前方的基础上加车前子 15g、苏叶 10g、香附 10g。5 剂，水煎服。

三诊：2 个月后来就诊，主诉经前期浮肿消失。嘱咐患者本病是因气滞引起的，平时注意情志调理，多吃利水的食物以防本病再次发生。

（按语）经前期浮肿是常见症状，虽有虚实之异，但每多虚实夹杂，本病为气滞血瘀之症，治疗时当经前调经与经期治疗相结合。方中四物汤养血和血，元胡、川楝子、木香、槟榔行气化滞，使气行血畅则肿消经调；泽兰叶活血调经；茯苓、泽泻泄渗行水，调理两次，浮肿消失。

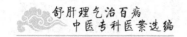
十一、经行抽搐

经行抽搐，经后即愈，称为经行抽搐。

案十二：阳某，女，32岁。

主症：患者经行情绪激动，心中烦乱，睡眠不安，经来后四肢抽搐，发作时较长，发病后头晕乏力，四肢酸软，舌淡苔白，脉弦滑细。

证属：肝郁血虚。

治法：解郁温肝，扶脾养血。

方药：甘麦大枣汤合逍遥散加减。

当归10g、炒白芍15g、柴胡10g、茯苓10g、白术15g、炙甘草15g、炒枣仁10g、夜交藤30g、薄荷6g、小麦30g、丹参30g、枳实12g、全蝎3g、蜈蚣2条、生姜3片、大枣5枚。

5剂，水煎服，每日1剂，分2次服。每月月经来前第5天开始服用。

二诊：第2个月来月经前就诊，抽搐时间缩短，睡觉较以前有所改善。原方配5剂，服法照前。

三诊：抽搐发作次数减少，时间缩短，一切症状改善。用归脾丸治疗1个月巩固疗效，预防发作。

（按语）本病患者多见平时体弱血虚，或忧思抑郁，肝郁气滞，郁久化热伤阴，致使肝血亏损，筋脉失养，引起肝风内动，发生抽搐；或因脾虚运化失调，经期正气较虚，风痰内动，壅闭经络，故发生抽搐。方中甘麦大枣汤补养心血，逍遥散解郁健脾，四逆散加全蝎、蜈蚣舒肝解郁，解痉，炒枣仁、夜交藤镇静安神，使肝郁得解，心血得养，抽搐得止，症状消失。

十二、行经流涎

行经流涎是指在月经来潮期间有流水样口涎，有泡沫，经净自止。

案十三：张某，女，43岁。

主症：患者主诉每次月经来潮期间流水样口涎，有泡沫样，量多，经净自止，历时5年之久，伴有乳房作胀，善太息，纳少，形体消瘦，面色无华，急躁易怒，脉弦，舌淡红，苔少。

证属：肝气郁结，脾虚湿聚成涎。

治法：舒肝解郁，健脾化湿。

方药：逍遥散加缩泉丸加减。

当归10g、炒白芍15g、柴胡10g、茯苓10g、炙甘草5g、炮姜5g、薄荷3g、炒白术15g、郁金10g、益智仁15g、乌药10g、炒山药15g。

5剂，水煎服，每日1剂，分2次服。

二诊：服药后口涎消失，其他症状均好转。原方再服5剂，每日1剂，分2次服。

二诊后时隔1年再未见复发。

（**按语**）来经时流涎多年，并伴有乳房胀、善太息、纳少、恶心，消瘦等症状，分析该患者不但有肝气不舒，还有脾虚湿盛的原因，根据肝郁容易犯脾的理论，制定疏肝健脾止涎的方法，用逍遥散加缩泉丸加减治疗，由于针锋相对，故获得立竿见影之效。

十三、经行血块

经行血块是指月经中混有凝结的血块而言，过去归于月经不调中，统归于瘀血。本病多因气滞血瘀，寒凝血滞，气虚血瘀，血热血滞等引起，诊断时要详细诊治。

案十四：患者经量少而不畅有血块，块色紫黑，血块排出后疼痛减轻，经期少腹胀痛而拒按，并伴有胸闷胁胀，乳房胀痛，不思饮食，脉弦涩，舌苔暗，苔薄白。

证属：肝郁气滞，瘀血阻流。

治法：舒肝理气，行气化瘀。

方药：桃红四物汤加减。

熟地 15g、赤芍 15g、川芎 10g、当归 10g、桃仁 10g、红花 10g、香附 10g、郁金 15g、乌药 10g、木香 10g、生蒲黄 10g、元胡 10g。

7 剂，水煎服，每日 1 剂，分 2 次服。月经前 10 天开始服用。

二诊：服药后血块减少，疼痛减轻。原方 5 剂，月经来前服用 5 剂。

三诊：服用 15 剂后症状消失，用益母丸巩固疗效。

（按语）患者平素心胸狭窄易肝郁气滞，造成血行不畅血瘀，故产生经行血块，导致经前腹痛。方中四物汤养血补血；生蒲黄、桃仁、红花活血化瘀；香附、乌药、木香舒肝理气；郁金、元胡理气活血止痛，诸药共奏使肝气得舒，瘀血得化，腹痛得止。

第二节　带下病

带下病的发生与脾肾虚，湿热、湿毒入侵，任脉失调，带脉失约有关。带下病的治疗以健脾除湿为主，肝气犯脾的可舒肝健脾。肾虚的补肾止带，脾虚的健脾升阳止带，湿热者清热除湿健脾，热毒者清热解毒除湿。

案例：毛某，女，35 岁。

主症：患者有阴道炎病史，近 1 年来带多色黄，质黏稠，有臭味，时有阴痒，面色晦暗，胁肋胀痛，胃脘隐痛，饮食欠香，口苦嗳气，尿黄，舌质淡，苔黄腻，脉弦细。

证属：肝郁化火，湿热蕴结。

治法：疏肝清热，祛湿止带。

方药：龙胆泻肝汤加减。

龙胆草 10g、黄芩 10g、通草 6g、当归 10g、甘草 6g、柴胡 10g、山栀子 10g、生地 15g、薏苡仁 30g、丹皮 10g、红花 10g、椿根皮 15g、菟丝子 50g、苍术 15g、川楝子 10g、元胡 10g。

5 剂，水煎服，每日 1 剂，分 2 次服。

二诊：服药后黄带明显减轻，质稀，味减。原方再服 4 剂，每日 1 剂，分 2 次服。

三诊：黄带已止，胁痛消失，还有体虚乏力，给予疏肝健脾之剂。药用：党参 15g、柴胡 10g、炒白芍 15g、茯苓 10g、白术 10g、鸡内金 15g、山药 10g、蒲公英 20g、焦三仙各 20g、芡实 15g、陈皮 10g、红花 10g、甘草 10g。5 剂，水煎服，每日 1 剂，分 2 次服。

以后以此方为基础，共治疗 1 个多月，病告痊愈。

（按语）本病由肝郁化火，脾虚生湿以致湿与热互结缠绵难愈所致。治疗始终采用泻肝胆之火、运脾内之湿的方法，肝胆之热一除则专事健脾，使脾气壮、运化快、湿易去、气血充、身体壮，而带不生也。

第三节　妊娠病

一、妊娠恶阻

妊娠 2～3 月恶心、呕吐、头晕、胸闷、恶闻食味，食入即吐称为恶阻。产生恶阻的原因主要是胃气不降，冲任之气上逆所致，常见有胃虚及肝热两型。

案一：刘某，妊娠初期呕吐苦水，脘腹胁疼、嗳气叹息，头晕头胀，精神抑郁，舌苔黄，脉弦。

证属：肝热气逆。

治法：清热和胃，降逆止呕。

方药：加味温胆汤加减。

黄芩 10g、黄连 10g、苏叶 10g、竹茹 10g、竹叶 10g、陈皮 10g、半夏 10g、甘草 6g、枇杷叶 10g、鲜生姜 5g。

5 剂，水煎服，每日 1 剂，分 2 次服。

二诊：服药后其他症状均有改善，唯头晕未除，在原方的基础上加菊花 15g、钩藤 10g，清热平肝。5 剂，水煎服，每日 1 剂，分 2 次服。

三诊：出现口干现象，在原方的基础上加乌梅 20g，生津止渴。

（按语）因为肝脉夹胃贯膈，肝热上逆犯胃，故胸闷呕逆；肝与胆相表里，肝逆胆火上升，故呕吐苦酸，脘闷胁痛，头晕且胀；肝郁而气机又欲疏达，故嗳气叹息；苔黄，脉弦为肝热犯胃，胃气上逆之象。方中黄连、黄芩清胃热；竹茹、竹叶、枇杷叶、陈皮、半夏清热和胃气，降逆止呕；乌梅入肝生津止渴使肝热得清，胃气得降，其呕自止；钩藤、菊花平肝清肝止晕。诸药配伍其病痊愈。

二、妊娠腹痛

妊娠期中因胞脉阻滞或失养，气血运行不畅而发生的小腹疼痛为主证的疾病，称为妊娠腹痛。本病有虚实之分，虚者因血虚、气弱、阳衰而致，实证由气郁血滞引起。

案二：刘某，长期以来情志不舒，胁肋胀痛，妊娠后少腹绵绵作痛，易怒性急，脉弦滑，苔薄黄。

证属：肝气不舒，血不养胎。

治法：疏肝解郁，止痛安胎。

方药：正气天香散加减。

熟地 10g、山茱萸 10g、鸡血藤 10g、枸杞子 15g、香附 10g、苏梗 10g、乌药 10g、陈皮 10g、木香 6g、砂仁 10g、黄芩 10g、白术 10g。

7 剂，水煎服，每日 1 剂，分 2 次服。

二诊：服药后胁肋疼痛减轻，情绪稳定，少腹疼痛减轻，用逍遥丸巩固疗效。

（按语）本病多见于抑郁之妇女，由于平时气机失调畅，怀孕后易气郁益盛，血行不畅。血海气机失调，胞脉阻滞则见少腹胀痛不适，胸胁胀痛不休；怀孕后经血聚下养胎，肝失濡养，筋脉欠条达故少腹胀痛；脉弦滑是有孕后病在肝之象。方中香附疏肝解郁，理气止痛；苏梗解郁结行气滞，而开胸膈；乌药顺气降逆，行气止痛；木香、砂仁调气宽中；陈皮理气扶脾，和胃降逆；熟地、山茱萸、鸡血藤、枸杞子滋阴养血，补肝养胎，全方解郁止痛，理气降逆，行滞止痛。

三、子烦

孕妇在妊娠期，终日烦闷不安，心惊胆怯为子烦；以其因妊娠而烦称为子烦。本病主因是热，所谓无热不作烦，主要是火热乘心，与孕妇的体质有关。有阴虚者，也有脾肺气虚、湿热内藏者，也有因情志因素激发而致的。

案三：患者头晕身重，胸胁胀痛，舌边尖红，脉弦滑数。

证属：肝热内炽型。

治法：平肝解郁除烦。

方药：青皮 10g、陈皮 10g、生白芍 15g、焦栀子 10g、泽泻 10g、浙贝母 10g、龙胆草 12g、淡豆豉 15g、柴胡 10g。

7 剂，水煎服，每日 1 剂，分 2 次服。

二诊：服药后症状均有好转，用丹栀逍遥散巩固疗效。

（按语）本病主因是热，但有虚热、痰热、肝热之分。治法不一，均分别采用养阴清热，清热除痰，平肝除烦之法，用药以保津养血为第一目的，苦寒之品不宜多用。方中丹皮、栀子清肝泻热；白芍养血敛阴；陈皮、青皮平肝下气；浙贝母行滞散结清热，共奏清热平肝，解郁除烦之效。

四、子肿

妊娠中、晚期面目肿胀者称为子肿，也称妊娠肿胀。本病有3种不同证候，有脾虚、肾虚、气滞等不同。脾虚者健脾利水，肾虚者温肾行水，气滞者理气化湿。浮肿严重，甚至无尿应积极治疗，并进食低盐饮食，以防妊娠毒血症的发生。

案四：患者头晕胀痛，胸胁胀，食少，脚肿，逐渐发展致腿肿，皮色不变，随按随起，身微重，苔黄腻，脉弦滑。

证属：气滞型子肿。

治法：理气行滞，健脾化湿。

方药：茯苓导水汤加减。

茯苓10g、猪苓10g、槟榔10g、砂仁10g、木香6g、陈皮10g、大腹皮10g、泽泻12g、白术10g、木瓜10g、桑白皮10g、苏叶10g、乌药10g、香附10g、桔梗10g。

6剂，水煎服。每日1剂，分2次服。

15天后电话随访浮肿全消。

（按语）子肿病是妊娠期多发病，主要是脾肾功能失调所致，其症状是先轻后重，先脚后腿，甚至全身体重增加。平时要注意化验尿液，是否有尿蛋白，测血压是否正常，经检查无异常现象，产后自消。

五、妊娠眩晕

妊娠中晚期头目眩晕，甚则昏不知人者，称为妊娠眩晕。本病若治疗不及时，病情继续发展，常可出现头痛、四肢、面目浮肿、视物昏花、尿少、甚则恶心呕吐等症状，临床应十分重视，以免耽误病情。

案五：患者妊娠 7 个月期间，出现面目浮肿，头晕头重，伴有两胁胀满，四肢倦怠，纳差便溏，苔厚腻，脉弦滑。

证属：脾虚肝旺型子痫。

治法：健脾利湿，平肝潜阳。

方药：柴芍六君子汤加减。

柴胡 10g、生白芍 15g、党参 15g、白术 10g、茯苓 15g、甘草 5g、陈皮 10g、半夏 10g、桑叶 10g、钩藤 15g、石决明 15g、生姜皮 10g、大腹皮 10g、菊花 15g。

6 剂，水煎服，每日 1 剂，分 2 次服。

二诊：服药后头晕减轻，四肢浮肿消退大半，原方再服 5 剂。10 天后电话随访症状基本全消，食欲增加。

（按语）本病患者大部分见于孕妇平时体质较虚者，妊娠后阴血聚以养胎使体质越虚，血量上升较少，造成脑供血不足，肝血减少，出现头晕、目眩。平时脾虚食少营血不足使身体更虚，造成脾虚肝旺之象。所以用柴芍六君子汤疏肝健脾；用石决明、钩藤等抑木平肝；用陈皮、生姜皮、大腹皮利水消肿。

本病是产科重症之一，如临床症状严重应及时住院配合西医治疗以保孕妇安全。

六、妊娠心腹痛（子悬）

妊娠心腹胀痛是指妊娠期心腹部胀痛，甚则呼吸不畅、两胁疼痛而言。妊娠心腹胀痛与宫中蓄水有关，有的妊娠心腹胀满是由气逆上冲心胸所致。前者病在水，后者病在气，病因不同治法不一。

案六：徐某，女，32 岁。

主症：怀孕 5 个月以来胸闷胁痛，烦躁易怒，善太息，脉弦，苔白。

证属：肝郁气滞，气冲心胸。

治法：疏肝理气，降逆下气。

方药：丹栀逍遥散加绿萼梅。

当归 10g、炒白芍 15g、柴胡 10g、茯苓 10g、白术 10g、甘草 5g、薄荷 6g、旋覆花 20g、沉香 6g、绿萼梅 15g。

7 剂，水煎服，每日 1 剂，分 2 次服。

二诊：服药后心腹胀痛减轻，又有嗳气出现，原方加佛手 10g、香橼 10g、瓜蒌 15g。5 剂，水煎服。

三诊：半个月后来诊诸症消失，用加味逍遥丸巩固疗效。

（按语）本患者平素血虚致肝失所养，怀孕后阴亏于下，气浮于上，又因郁怒伤肝，肝气郁滞，不得条达，逆冲心胸，故心胸胀痛。方中加味逍遥丸舒肝健脾；旋覆花、沉香、绿萼梅、瓜蒌、佛手、香橼宽胸降气。肝气得舒，冲气得降，胀痛消失。

七、胎动不安

胎动不安是指妊娠期间，自觉胎动下坠，腹痛腰酸，或兼见阴道少量出血而言。本病多见气虚胎动不安，血虚胎动不安，肾虚胎动不安，外伤胎动不安等。

案七：褚某，女，27 岁。

主症：患者精神抑郁，心烦易怒，胁肋胀痛，嗳气少食，自觉胎动下坠，腹痛，阴道少量出血，稍有腰痛，脉弦滑，苔薄白。

证属：气郁肾亏，胎动不安。

治法：舒肝理气，补肾安胎。

方药：顺气饮子加减。

苏梗 10g、木香 6g、人参 15g、草蔻 10g、茯苓 10g、甘草 5g、

杜仲 15g、续断 15g、桑寄生 15g、大腹皮 10g、柠檬根 15g、白术 10g、黄芩 10g、糯米 15g。

7 剂，水煎服，每日 1 剂，分 2 次服。

10 天后电话随访自觉症状消失，阴道出血已止，并电话告知患者减少活动，禁止房事。

（按语）本案系肝郁胎动不安。一般怀孕后要静养安胎，喜笑颜开。如果郁怒伤肝多造成胎动不安，甚至出现小产、坠胎，应多吃一些补肾顺气安胎药。方中杜仲、续断、桑寄生、黄芩、为补肾安胎；人参、茯苓、白术、甘草为健脾增营安胎；木香、大腹皮、苏梗为顺气安胎，这样肾得补，脾得健，气郁解，胎自安。

第四节　产后病

一、恶露不绝

产后恶露持续 20 天以上，仍然淋沥不断者称为产后恶露不尽或恶露不止。本病发生的原因主要是冲任失调，气血运行失常；主要病机有三——气虚、血热、气滞血瘀。

案一：张某，女，25 岁。

主症：患者产后 1 个月恶露淋沥涩止不爽，量时多时少，胸腹胀痛，血色紫暗有块，少腹痛，拒按，脉弦涩。

证属：气滞血瘀证。

治法：舒肝理气，活血化瘀。

方药：生化汤加减。

当归 10g、川芎 6g、炮姜 10g、桃仁 10g、红花 10g、郁金 15g、香附 10g、川楝子 10g、元胡 10g、炒蒲黄 10g、三七粉 6g、炙甘草 5g。

5 剂，水煎服，每日 1 剂，分 2 次服。

二诊：胸腹胀痛消失，血止，用生化丸巩固疗效。

（按语）血为寒凝，瘀阻冲任，气血运行不畅，故恶露涩而不爽，时或量少；恶血不去新血难安，故恶露淋沥不止，时而量多。瘀血内停，色暗紫有血块，少腹痛拒按，胸腹胀痛是瘀血内停，阻碍气机运行所致脉弦涩为气滞之象。方中当归、川芎、活血化瘀；桃仁、红花、川楝子、元胡舒肝活血止痛；炮姜温经散寒；炙甘草和中缓急，加益母草、炒蒲黄增强化瘀生新止血之功。

二、产后恶露不下

产后恶露不下是指胎儿娩出后，胞宫的瘀血和浊液留滞不下，或虽下量甚少，故称为恶露不下，或称产后恶露不行。产后恶露不下停滞体内，严重时可导致"三冲"急症，不可轻视。产后恶露不行有多种原因，有因气血两虚不下的；有因瘀恶露不下的；有因寒凝不下的；有因气滞血瘀不下的，本案病例是讨论气滞恶露不下的。

案二：杨某，女，27 岁。

主症：患者主诉临产时因家庭一时不和，情志不遂，产后恶露甚少，小腹胀痛并拒按，胸胁满闷，少量的恶露中有血块，舌淡紫，苔薄白，脉弦沉。

证属：肝郁气滞，恶露不下。

治法：调气和血，消瘀止痛。

方药；生化汤加四逆散加减。

当归 10g、川芎 10g、桃仁 10g、炮姜 6g、炙甘草 6g、香附 10g、艾叶 10g、元胡 10g、柴胡 10g、赤芍 10g、炒白芍 15g、枳壳 10g。白酒、童便为引。

5 剂，水煎服，每日 1 剂，分 2 次服。

二诊：5 天后恶露已下，症状消失，但舌质还是淡紫，原方又服 2 剂痊愈。

（按语）由于产前情志不遂、气机不舒，造成肝失疏泄，气滞血结，故恶露不下，腹痛腹胀，治宜调气活血。方用生化汤通滞和营，补血消瘀，加四逆散疏肝解郁，调和气血。用生化汤有两意：一能促使乳汁下行；二主治消瘀和营，使恶露快速下行，产妇早日康复。

三、产后小便不通

产后小便不通是指新产生后小便发生障碍。产生小便不通的原因大致综合起来有三种原因：一是气虚产后小便不通，多因脾肺气虚，不能通调水道，下输膀胱而引起；二是肾虚小便不通，是产时损伤肾气，膀胱气化不利引起；三是产后小便不通，多因肝郁气滞，使膀胱失于疏泄引起。

案三：刘某，女，26 岁。

主症：患者产前因婆媳关系不和引起精神抑郁症状，产后一天小便不通，小腹胀痛，胸胁胀痛，神情抑郁，舌苔薄白，脉弦。

证属：肝郁气滞，小便不通。

治法：舒肝理气，通利小便。

方药：逍遥散加减。

当归 10g、柴胡 10g、白芍 15g、茯苓 10g、白术 10g、甘草 6g、乌药 10g、枳壳 10g、车前子 10g、益母草 10g、滑石粉 10g、冬葵子 10g、通草 6g。

5 剂，水煎服，每日 1 剂，分 2 次服。

电话随访，服药 1 剂后小便能点滴而下，3 剂后小便稍通，5 剂后症状消失，小便通畅。

（按语）产后小便不通为实，多因气虚、肾虚、气郁引起，本案病例是因精神刺激情志不畅，气机受阻，清浊升降失调，膀胱气化功能不利所致。方中逍遥散疏肝健脾；乌药、枳壳顺气宽胸止痛；

车前子、冬葵子、通草既能通络下乳，又起利水作用，所以只用 5 剂中药，药到病除，小便通畅。

四、产后乳汁不行

产后乳汁甚少或全无，称乳汁不行亦称缺乳。本病不仅出现在产后，整个哺乳期均可发生。导致本病的原因有三：一是产后气血虚弱，乳汁不行；二是血脉壅滞不行；三是肝郁气滞乳汁不行。

案四：段某，女，27 岁。

主症：产后乳汁忽然不行，乳房胀痛，胸胁不舒，胃脘胀痛，食欲减退，精神不振，舌苔不黄，舌质正常，脉弦细。

证属：肝郁气滞，乳汁不行。

治法：疏肝理气通乳汁。

方药：生化汤加涌泉散加减。

当归 10g、川芎 10g、桃仁 10g、红花 10g、炮姜 6g、炙甘草 5g、白芍 15g、柴胡 10g、青皮 10g、花粉 15g、漏芦 15g、桔梗 10g、通草 6g、穿山甲 5g、王不留行 10g、白芷 10g。

5 剂，水煎服，每日 1 剂，分 2 次服。

二诊：服完药后乳汁较前增多，症状有所减轻，原方再服 5 剂。

1 个月后电话随访，一切症状消失，乳汁增加，小孩大人都很健康。

（按语）肝主疏泄，性喜调达，其经脉过乳头，患者肝气郁结则气机不畅，乳络受阻，乳汁壅滞，致使乳汁缺少或全无。方中用生化汤通滞和营，补血消瘀，对于产妇有一定的调和作用，不但能促进乳汁分泌还能加强子宫收缩，并能预防产后感染。方中四物汤、天花粉补血增液；柴胡、青皮舒肝理气解郁；桔梗、通草宣肺通络；穿山甲、王不留行通络下乳；白芷祛风消肿通络；甘草调和脾胃，全方有疏肝理气，通络下乳，补血滋液之功。

五、产后乳汁自漏

产后乳汁不经婴儿吮吸而自然流出的称产后乳汁自漏，俗称漏乳。乳汁自漏的病机有多种多样，有因肝热乳汁自漏的，有因气虚胃气不固乳汁自漏的，有因气滞乳汁自漏的。

案五：张某，女，28岁。

主症：产后乳汁自行漏出，量少质浓，两乳房胀痛并较硬，心情不愉快，有郁闷感觉，性急易怒，舌质正常，脉弦，见患者体质壮健属实证。

证属：肝郁乳汁自漏。

治法：疏肝养血。

方药：通肝收乳汤加减。

柴胡 10g、当归 10g、炒白芍 15g、熟地 10g、白术 10g、甘草5g、川牛膝 30g、麦冬 15g、远志 10g、麦芽 30g、通草 6g。

7剂，水煎服，每日1剂，分2次服。

10天后电话回访，乳汁自漏消失，肝郁症状全无。

（**按语**）乳汁为血所化生，赖气以运行及制约，故乳汁的多少和排出情况均与人体的气血有密切关系。但乳房属胃，乳头属肝，乳汁的蓄泄又受肝胃功能的影响，肝气条达，胃气健壮则乳汁蓄泄有时，产后气血虚弱，固摄无权或郁怒伤肝，肝横犯胃，胃气虚弱；或因恼怒伤肝，肝火亢进，疏泄太过，皆可引起乳汁自漏，其治疗除辨证论治用药外，均应选用养血滋阴酸收之品。本病还需饮食调理、保持心情舒畅等才可使乳汁正常排出。

六、产后浮肿

产后浮肿是指妇女产后面目、四肢浮肿；亦有妊娠浮肿，因失治而延至产后者。产后浮肿的原因很多，有产后气血亏损，脾虚运

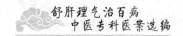

化失常造成的；有产后肾虚的；也有湿热下注，气滞血瘀的等。

案六：李某，女，28岁。

主症：产后先见足部肿胀，渐至肚腹，伴有少腹疼痛拒按，恶露量少，胸脘胀闷，或有神情抑郁，舌暗红，舌质紫，苔白薄，脉弦沉。

证属：产后气滞血瘀浮肿。

治法：疏肝行气化瘀。

方药：生化汤加柴胡疏肝散加减。

柴胡10g、赤芍15g、白芍15g、当归10g、炮姜5g、桃仁10g、香附10g、泽泻12g、冬葵子12g、赤小豆30g、陈皮10g、枳壳10g、川芎10g、元胡10g、茯苓15g、大腹皮10g、甘草5g。

7剂，水煎服，每日1剂，分2次服。

10天后电话随访浮肿减退，气滞症状全消，原方再服5剂。

（**按语**）水以流畅为顺，而怕郁滞。气机不畅，瘀血内阻，瘀血内阻损伤脾气，水湿运化失常，故产生浮肿。可用理气行瘀之法，常与疏肝解郁配合，也常与活血化瘀药配合。肝气舒，水道通，瘀血化，除用生化汤通滞和营消瘀外，配合柴胡疏肝散加泽泻、冬葵子、赤小豆、大腹皮等利水药，疏通水道，使血瘀化，水湿利，浮肿消。

七、产后胁痛

孕妇分娩后如出现一侧或两侧胁肋疼痛称为产后胁痛，是产妇在分娩后的常见病。产后胁痛的原因有三：有因血虚胁痛，有产后血瘀，有因产后气滞胁痛。

案七：刘某，女，28岁。

主症：新产以后不久发生右侧胁部胀痛，并有窜痛感，脘满胸闷，嗳气太息，口中泛味，不思饮食，有时烦躁，见舌淡苔薄腻，脉弦沉。

证属：产后气滞胁痛。

治法：健脾疏肝。

方药：四君子汤加减。

党参 15g、炒白术 15g、茯苓 10g、甘草 6g、柴胡 10g、炒白芍 15g、青皮 10g、川楝子 10g、郁金 15g、苏梗 10g、焦三仙各 20g，生姜、大枣为引。

10 剂，水煎服，每日 1 剂，分 2 次服。

半个月后电话回访，右胁胀痛、脘满胸闷消失，食欲增加，乳汁比过去增加，母女均健康。

（按语）本案是患者产后气滞胁痛。产后气滞胁痛是由情志不遂，肝失条达，气机不畅所致，胀痛窜痛，属气郁。方中四君子汤健脾气，柴胡、白芍疏肝气；元胡、川楝子、郁金疏肝活血止痛；苏梗、焦三仙下气降逆消食。肝气舒，胃气降，肝胃相和，郁阻疏通胁痛就能消失。

八、产后腰痛

产后腰痛是产妇常见症状之一，产后腰痛的病因和治疗方法与内科杂病证腰痛不同。产后腰痛的原因多种多样，有因产后肾亏血虚腰痛的；有因受寒湿阻络发生腰痛的；有因气滞瘀血留着产后腰痛的。

案八：王某，女，32 岁。

主症：产后半个月腰部的肌肉疼痛如锥刺，抚摸时疼痛更甚，有时不敢活动，如活动时疼痛更甚，深呼吸或咳嗽时发生疼痛，心情愉快时疼痛减轻，伴有轻微的胁痛，并有乳房胀痛感，乳汁减少，约 4 个月之久，多处求医都是以肾虚、寒湿阻络治疗，均不见效，来诊。见患者腰痛不困，有嗳气，乳房胀等临床表现，舌质红，苔黄腻，脉弦数。认为患者是肝气不舒，郁久化热，气机不畅，肝气犯了肾气。所以沿着肝经路线发生了病变，故有腰疼胁痛，乳胀，口苦等现象。本案病例是因肝郁气滞，肝气犯腰引起产后腰痛的。

证属：肝郁气滞，郁久化热。

治法：疏肝解郁。

方药：用丹栀逍遥散，芍药甘草汤，青娥丸等组方加减。

丹皮 10g、栀子 10g、当归 12g、生白芍 50g、甘草 10g、柴胡 10g、茯苓 10g、白术 10g、薄荷 6g、杜仲 15g、补骨脂 15g、龙胆草 12g、黄芩 10g、夏枯草 30g、车前子 10g、生地 15g、元胡 10g、川楝子 10g。

10 剂，水煎服，每日 1 剂，分 2 次服。

半个月后电话随访一切症状消失，乳汁增加，母子安全。

（按语）腰为肾之腑，人们认为凡腰痛都是由肾亏引起，所以一见腰痛就轻率地用补肾药治疗。其实不然，医生看病是先要了解情况掌握病情，而后根据病情认真辨证论治，再去处方用药，这样才能收效。本病案例，首先是腰部疼痛，而且是刺痛，活动时更甚，心情愉快时疼痛减轻，伴嗳气、乳胀、口苦等多种肝郁肝热表现，宜采用疏肝解郁，清肝柔肝的方法治疗。方中丹栀逍遥散清肝疏肝健脾；芍药甘草汤舒筋柔肝止痛；青娥丸补肾壮腰；龙胆草、黄芩、生地等清肝湿热；元胡、川楝子疏肝止痛。这样治疗后使得肝疏解，湿热清，筋得柔，腰得壮，痛得止。

第五节　妇人杂病

一、不孕症

育龄妇女，婚后 3 年以上未避孕而不孕者称为不孕。本病病因有肾虚不孕，有气血不足不孕，有阴虚血热不孕，有肝郁气滞不孕症等。

案一：郑某，女，26岁。

主症：月经先后无定期，量少不多，月经中有小血块，少腹有轻微胀痛或经前乳房胀痛，性情急躁易怒，舌质正常，苔白，脉弦细。

证属：肝郁气滞血瘀证。

治法：疏肝解郁，养血益脾。

方药：开郁种玉汤加减。

当归10g、炒白芍15g、白术20g、茯苓10g、丹皮10g、香附10g、花粉15g、郁金15g、元胡10g、川楝子10g、柴胡10g。

15剂，每次月经来前5天服药5剂。调理3个月，第4个月后已怀孕。

（按语）肝郁气滞不孕，多由情志不畅，肝失条达，气血不和，胞脉不畅所致。其辨证要点是月经先后无定期，经量或多或少，或有痛经，或有血块，重点是乳房发胀，急躁易怒，这种症状必须用疏肝解郁养血健脾的方法治疗。

方中柴胡、白芍、香附疏肝；元胡、郁金、川楝子疏肝活血止痛；白术、茯苓、当归养血健脾。只有月经正常气血相和，排卵才有时，阴阳易于结合，怀孕就不是难事了。

二、妇人经前乳胀

每于行经前或正值经期出现乳房胀满疼痛，或乳头痒痛，甚至痛不可触衣者，称经前乳胀。本病主要病机是肝气郁结，或肝胃气滞；其次是冲任失调，肝肾阴虚。

案二：薛某，女，29岁。

主症：每月经前乳房、乳头胀痛，痛甚不可触衣，少腹胀痛，甚至阴中抽痛，胸闷胁胀，烦躁易怒，见患者精神抑郁，时有叹息，舌边尖红，苔薄白脉弦。

证属：肝气郁结型。

治法：疏肝解郁，和胃消积。

方药：柴胡疏肝散加减。

柴胡 10g、炒白芍 15g、陈皮 10g、川芎 10g、香附 10g、枳壳 10g、甘草 6g、鸡内金 15g、猪苓 10g、茯苓 10g、青皮 10g、路路通 10g、郁金 15g。

15 剂，水煎服，每日 1 剂，分 2 次服。

告患者每次月经来前 5 天服药 5 剂，调理 3 个月，4 个月后电话随访患者一切症状消失。

（按语）《灵枢·经脉篇》曰："足厥阴肝经脉循阴股，入毛中过阴器，抵少腹，挟胃，属肝，络胆，上贯膈，布胸胁。"乳头属肝，乳房属胃，今肝气郁结，疏泄失司，气机不畅，又经前冲任脉盛，气充而血流急，经脉壅滞，两因相感则气结血滞，乳络不畅发为乳胀痛。如日久不愈，乳络受阻，则胀痛益甚，不可触衣。肝经郁结则经脉阻滞，冲任不能相资，故见阴中抽痛，甚至发展成痛经。肝气不舒故精神抑郁，时时叹息，肝郁化火上扰神明，故烦躁易怒，胸胁少腹胀痛。脉弦，为肝气郁结之证。方中柴胡疏肝散疏肝解郁；鸡内金、猪苓、茯苓健脾和胃，利水消食导滞；麦芽消食开胃回乳消胀；青皮、郁金、路路通助理气通络之效。

三、妇女乳癖

乳癖是指乳房出现形状、大小、数量不一的硬结肿块，又名乳栗。乳癖是妇科常见病，各年龄都可发生，乳癖多与不孕症或少女月经不调及更年期综合征等并见。本病发生的主要病因病机是肝郁气滞，痰气凝结和肝郁肾虚。

案三：赵某，女，30 岁。

主症：近半年来月经来之前有腹痛感觉，精神郁闷，善太息，胸胁胀痛，自摸乳内有肿块，随情绪激动而变化，见舌暗红，苔薄黄，脉弦。

证属：肝郁气滞。

治法：舒肝理气，活血散结。

方药：逍遥散加减。

当归10g、炒白芍15g、柴胡10g、茯苓10g、白术10g、鹿角霜10g、薄荷6g、橘核10g、猫爪草20g、鸡内金15g、夏枯草30g、王不留行15g、赤芍15g。

10剂，水煎服，每日1剂，分2次服。

二诊：见患者心情愉快，腹痛现象大有减轻之势，肝郁症状都向好的方向发展，原方加川楝子。10剂，每日1剂，分2次服。

三诊：服20剂中药后一切症状消失，乳房柔软不痛，肿块全无。用乳癖消巩固疗效。

（按语）肝郁气滞，郁于胃中，胃浊生痰。气滞则血瘀，瘀痰交结，故见乳房肿块；经前冲任气盛，或情绪波动可致肝郁益甚，故肿块增大；肝郁气滞，乳络不畅故乳房胀痛；肝郁气滞，气血不和故见月经不调或痛经等；肝气不舒故胸胁胀痛。精神郁闷，心烦易怒，善太息，舌暗红，脉弦为肝郁气滞之证。逍遥散疏肝理气。郁金行气解郁，活血祛瘀散结；橘核、猫爪草、夏枯草疏肝理气，化痰散结；鸡内金消积化瘀；全方有疏肝理气，活血散结之功。近几年来使用本方治疗100余例乳癖患者，总有效率在90%以上。

四、妇女阴痛

女子阴中或阴户作痛，或阴器时时抽挚疼痛，甚至牵引少腹上连两乳，或阴道干涩作痛，或外阴红肿疼痛，但又非阴疮者谓之阴痛。本病病因主要是肝肾阴虚或肝经郁火两型，治疗原则应在止痛，如肝肾阴虚者治宜补阴清热止痛，肝郁化火者需清肝解郁止痛。

案四：许某，女，26岁。

主症：近期来阴部肿胀，并有烧灼感，痛连乳房和少腹，兼有胸胁闷，精神不振，睡眠不佳，头晕，两太阳穴胀痛，饮食欠佳，口苦，见舌质偏红，脉弦数，苔黄白腻。

证属：肝郁化火。

治法：疏肝解郁，清热止痛。

方药：滋水清肝饮加减。

熟地15g、生地15g、山茱萸15g、山药10g、丹皮10g、泽泻12g、茯苓10g、柴胡10g、生白芍15g、酸枣仁10g、山栀子10g、龙胆草12g、黄芩10g、夜交藤30g、鸡内金10g、陈皮10g、当归10g。

10剂，水煎服，每日1剂，分2次服。

二诊：10天后来复诊，阴痛症状已减轻，肝郁火旺之象有所缓解。原方加元胡10g、生蒲黄10g，再服5剂。

三诊：症状缓解很快，心情疏畅，疼痛基本消失，用加味逍遥丸巩固疗效。

（**按语**）肝经之脉循阴股入毛际，过阴器，抵少腹。根据经络学理论，阴器痛的原因主要是由肝郁气滞引起，长期肝郁不解就很容易引起肝郁化火，出现火热烧灼阴器，故见阴器有烧灼性疼痛。所以阴器疼痛多与情志因素有关，精神愉快，则阴器疼痛消失，心情不畅，精神忧伤则阴痛加剧。

方中用六味地黄汤滋养肾阴，佐以柴胡、山栀子、黄芩、龙胆草清肝解郁，肝郁化火与心有关，故方中加酸枣仁、当归、夜交藤既能通络，又能安神，解决睡眠不佳问题。全方共奏滋养肝肾，和胃通络之效。

第四章
舒肝理气治疗恶性肿瘤病篇

第一节　对以肝论治恶性肿瘤病的粗浅认识

肿瘤病患者常有情志不遂，心情低落的临床表现。长期实践证明，气机郁结在肿瘤发展中具有重要作用，肿瘤与气机有相互促进的作用。肿瘤病会导致患者对生活失去信心，逐渐产生气郁的表现，而气郁又能造成人体分泌功能紊乱，降低免疫功能，促进肿瘤的发展。

肿瘤病机可归纳为虚、气、痰、瘀、毒。这些病邪都与五脏相关，其大多是五脏功能失调的产物，且尤其与肝关系密切。肝主疏泄，调畅全身的气机，能够使脏腑经络的运行畅通无阻，肝的疏泄功能正常，气血相和，脏腑经络活动正常调和。如果肝失疏泄，肝气郁结，则全身气机运行受阻，其余四脏都会产生郁结现象。正如《知医必辨》一书中曰："人之五脏，惟肝易动而难静。其他脏有病，不过自病……惟肝一病，即延及他脏。"所以肝脏有病必定影响其他脏腑，使其气血失于调畅，产生病邪。

朱丹溪曰："气血充和，万病不生，一有情郁诸病生也。"故人身生病多源于郁。朱丹溪论郁证有六郁之称，即气郁、痰郁、热郁、血郁、湿郁、食郁。这六者可单独为病，也往往相因致病，但总以气郁为关键。肝横逆犯胃，造成脾气虚损；痰浊内生，气虚、气滞不能帅血畅通，则瘀血乃成，故图书篇有"肝者有凝血之本"

的说法。气有余便是火，凡气郁化火，火煎营血也可成瘀，肝体以阴用阳，肝阳上亢，阴血耗伤，血涩而不行，也可成瘀；肝气犯胃，致使脾气不健，生化泛源，血虚而滞也可成瘀。

总之，根据藏象学说"气血相依，五脏相关"的理论，气滞、血瘀、痰凝三者互为因果而生，又相互兼夹为害，三者结滞必蕴而成积。所以癥瘕的生成与肝的气滞有关。因此可知气机郁结是肿瘤病发生的重要病机。

肿瘤发生以后，患者有情绪低落、意志消沉等气郁现象，久而久之脏腑功能失调，阴阳失衡导致正气不足，正气不足则免疫功能下降，进一步加剧肿瘤的发展。此外气机郁结可以聚痰、化热、生瘀，使肿瘤患者的病机多样化。哪里免疫功能低下，哪里就易有痰、有瘀，而适合癌细胞生存，肿瘤就会越来越大，从而使肿瘤进一步发展，甚至出现转移，造成严重后果。

手术以后的肿瘤患者，情绪低落，生活的信心更不足，再加上放疗化疗的不良反应使患者的体质更加虚弱，出现全身无力、口干口渴、腹胀、纳差等症状。在国外手术放化疗后只要患者无转移，无复发就等于治愈了，再没有别的办法进行补虚康复；可在中国有中医药，不仅能帮助患者解决病痛，而且可以防复发、防转移，甚至能使晚期肿瘤患者延长寿命，提高生存质量，有的患者也可治愈，或者带瘤生存几十年。术后在康复期间仍然要用舒肝、健脾、补肾、益气、清热解毒、增液的药物治疗，起到扶正祛邪的作用，同时要随时给患者做好思想工作，减轻患者的心理负担，树立战胜疾病的坚定信心。

可以说肝气郁结是恶性肿瘤发生发展的重要原因，而舒肝理气是治疗恶性肿瘤的主要措施和手段，在施治各种疾病的办法中舒肝理气不能缺少，否则效果不佳。

第二节　恶性肿瘤病从肝论治病例

案一：患者，男，71 岁，初诊日期 2014 年 1 月 7 日。

主症：肺癌多发转移（腰椎、肝转移）半年，经放、化疗后，咳嗽、痰白质黏，胸部憋闷，左侧胸部胀痛，口干，腹胀，大便可，舌暗红，中裂有剥脱，苔薄腻微黄，脉弦细滑。

辨证：肝阴亏，气滞痰凝。

治法：益肝阴，化痰浊，调肝理肺。

方药：一贯煎合四逆散化裁。

川楝子 10g、当归 10g、枸杞子 10g、麦冬 10g、南沙参 10g、生地黄 10g、元胡 10g、柴胡 6g、甘草 6g、炒枳壳 10g、白芍 10g、瓜蒌 12g、清半夏 10g、川贝母 10g、鸡内金 15g、白花蛇舌草 20g。

14 剂，水煎服。

复诊：患者诉服药后体力增加，咳嗽、胸部憋闷、左胸痛均减轻，舌暗红，苔薄黄，原方继服 28 剂以巩固疗效（本案患者发病时即为肺癌晚期）。

（按语）气、血、痰、毒胶结，肝郁化火，耗伤阴血，肝之阴精不足，肝阳过旺，肝火上逆，木火刑金，致咳嗽，胸部憋闷；加之放化疗不仅使气阴更加亏虚，而且给患者带来巨大的躯体病痛和情绪障碍，使肝郁气滞加重，气血郁滞，不通则痛，故见左侧胸部胀痛；木克土，脾运不化痰浊内生，蕴而化热伤津，故见腹胀、口干、咳痰色白质黏；脉弦细为肝阴亏虚，肝郁气滞，痰郁化火之象；故以一贯煎补益肝阴，四逆散疏肝理气，加化痰宽胸之品，使阴精充，气机畅，痰浊化，诸证向愈。（摘自武维屏.肺癌从肝论治探析.中医杂志，2014，55（24）：2091-2093.）

案二：马某，男，1936 年出生，25 岁时就有轻微的尿急、尿频现象发生，但一般是在精神紧张、心情不愉快时出现，一直到60岁时才开始注意治疗，发作时吃一些补肾舒肝利水方可缓解。从2012年4月起尿急、尿频症状越来越严重，有时出现尿线变细受阻，经检查确诊为前列腺癌，行前列腺根治手术。手术后不久，由于精神压力大，又患上了焦虑症、心房纤颤等疾病，手抖，夜间失眠，心率加快、律不齐，心率上升至150次/分，手术后未行放化疗。（放化疗虽然是治疗癌症的有效办法，但其靶向性差对全身细胞都有杀灭作用，有很大的不良反应，能够耗伤人体气阴，造成严重的津亏血枯，出现腹胀、减食现象，使机体抵抗力下降。）转中医进行维持治疗。中医认为手术后患者身体虚弱，益气健脾、补肾疏肝、清热解毒的方法治疗，以提高人体的免疫功能。

故处方：柴胡6g、炒白芍15g、太子参12g、白术10g、茯苓10g、陈皮10g、半夏10g、甘草5g、生黄芪30g、仙茅15g、女贞子15g、生薏苡仁30g、白花蛇舌草30g、半枝莲20g、龙葵15g、骨碎补15g、苏梗10g、焦三仙各20g、三七6g、丹参20g、苦参30g、炒枣仁15g、茯神15g、生龙牡各20g、甘松15g、香附10g、夜交藤30g。

30剂，水煎服，每日1剂，分2次服。

同时按剂量口服稳心颗粒，每日2次，每次1袋；倍他乐克12.5mg，每日1次；谷维素每日2次，每次1片；阿司匹林肠溶片每日1次，每次1片。

二诊：1个月后，患者精神好转，手颤症状减轻，失眠改善，食量增加，原方再服15剂，每日1剂，分2次服。

三诊：20天后患者精神大有好转，失眠，手颤抖症状消失，房颤有好转。处方：柴胡6g、炒白芍15g、太子参10g、白术10g、茯苓10g、陈皮10g、半夏10g、苏梗10g、焦三仙各20g、甘草5g、生黄芪30g、龙葵15g、女贞子15g、生薏苡仁30g、白花蛇舌草 30g、半枝莲 20g、骨碎补 15g、补骨脂 15g、丹参 30g、三七 6g。15 剂，水煎服，每日 1 剂，分 2 次服。

西药照常服用，并按摩以下穴位，每日 1 次，每次 30 分钟：百会穴、太阳穴、神门穴、内关穴、劳宫穴、三里穴、丰隆穴、三阴交、太溪穴、前列腺反射区、公孙穴、太冲穴、勇泉穴。每个穴位 50 下为宜。服中药 18 个月，约 250 剂，一年半后身体恢复较好，面色红润精神刚健。

中医认为肾为先天之本，脾胃为后天之本，肝主疏泄是关键，热毒损伤是要害。为了保持人身气血通畅和减少疾病复发，每年春秋两季，用中医维持治疗 2 个月，每季服药 30 剂。处方为：生黄芪 30g、红景天 15g、党参 15g、白术 10g、茯苓 10g、炙甘草 5g、仙灵脾 15g、巴戟 15g、生薏苡仁 30g、白花蛇舌草 30g、半枝莲 20g、龙葵 15g、柴胡 10g、炒白芍 15g、陈皮 10g、半夏 10g、骨碎补 15g、补骨脂 15g、苏梗 10g、焦三仙各 20g、丹参 30g、三七 6g。可随当时症状随症加减用药。

为了进一步调整阴阳补充气血，以达到经络畅通、气血调和的目的，今后每年体检两次，复查各项指标是否正常。

（按语）方中用柴胡、白芍、苏梗疏肝理气，用六君子汤健脾消食，用仙茅、巴戟、女贞子滋补肾气，用炙黄芪、丹参、三七益气活血化瘀，用白花蛇舌草、半枝莲、龙葵清热解毒，用补骨脂、骨碎补温补肾阳，防止肿瘤转移。

根据中医的经络学说，按经络路线经常进行循经按摩，可促进经络通、气血和，通过以上施治使先天之本肾得到补充，后天之本脾得到健运，肝气得到疏泄，经络得到通畅，气血得到相和。

案三：卢某，女，65 岁。2011 年 10 月初诊。

主症：患者主诉胃脘撑胀、烧心、反酸、嗳气，两胁胀痛，身热口干，纳差，一年来消瘦 5 公斤。夜眠可，大小便正常，舌紫暗，苔腻，脉弦细。查体腹较软，中上腹部压痛明显，无反跳痛，证属肝气犯胃，兼血瘀。建议其去上级医院进一步检，在省级某医院住院确诊为胃癌，行胃切除手术治疗。因患者体质较差，不能接受放化疗，为了减轻患者的痛苦，提高生存质量，医院建议中医中药进行个体化治疗。

中医采用舒肝和胃，健脾补肾，益气活血，清热解毒的办法进行治疗。处方：柴胡10g、炒白芍15g、陈皮10g、川芎10g、枳壳10g、香附10g、党参15g、生黄芪30g、茯苓10g、炙甘草5g、半夏10g、莪术10g、八月扎10g、炒薏苡仁30g、苏梗10g、旋覆花10g、厚朴10g、白花蛇舌草30g、龙葵20g、半枝莲15g、刺猬皮10g、鸡内金15g、藤梨根20g、白术15g、仙茅15g、女贞子15g、骨碎补20g、补骨脂15g，生姜、大枣为引。

30剂，水煎服，每日1剂、分2次服。

患者每月就诊1次，坚持服中药1年后，患者病情稳定，未见复发。以后每年春秋两季各服30剂中药，以巩固疗效，每半年体检1次复查各项指标。处方：柴胡10g、炒白芍15g、党参15g、白术15g、茯苓10g、甘草5g、陈皮10g、半夏10g、生黄芪20g、吴茱萸5g、黄连10g、苏梗10g、白花蛇舌草30g、半枝莲20g、山慈菇15g、龙葵15g、补骨脂15g、骨碎补15g、仙灵脾15g、三七6g，生姜、大枣为引。

平时如发现有肝胃不和的现象发生可间服舒肝和胃丸。

2015年3月14日又来复查见患者面色红润，并说在省医院检查各项指标均正常，没有复发转移，现在精神很好，食量也可，每天打太极拳2次。

（按语）胃癌发病率占消化道恶性肿瘤的第一位，中医学对于本病的论述多属"胃痛""呃逆""反胃"等范围。胃癌病位在胃，与五脏有关，属本虚表实之证，究其病因实乃内外合邪之故，外有六淫毒邪入侵，内有情志抑郁不畅，并与气、痰、湿、瘀、热等搏结积聚而成。正如《医宗必读·积聚篇》指出"积之成者，正气不足，而后邪气踞之。"正气不足是由肝气不舒、经络不通、脾胃不健、缺乏营养而成，治疗大法宜取舒肝理气、通降胃腑。正如中医专家董建华提出通降乃治胃大法，腑以通为补等理论。方中：柴胡疏肝散疏肝解郁、理气和胃；六君子汤，健脾祛痰；补骨脂、骨碎补、仙灵脾、女贞子补肾气，防转移；黄芪、三七、刺猬皮补气活血；白花蛇舌草、半枝莲、龙葵、生薏苡仁清热解毒化湿。除强调中药个体化治疗外还应加强心理治疗及生活调护，鼓励患者树立信心，保持良好心态，规律起居生活，同时还可以配一些药膳，如薏苡仁、莲子、百合、山药、糯米粥以辅助中医治疗。

案四：刘某，44 岁，2004 年 7 月来就诊。

主症：患者 2004 年 5 月因肝癌行根治术切除，过去有肝炎史15 年余。现神疲体倦，两胁胀痛，腹胀，纳少，睡眠差，大便正常，小便见黄，苔薄黄腻，脉弦细。

证属：肝郁脾虚，气滞血瘀。

治法：疏肝健脾，补肾解毒。

方药：柴芍六君子汤加减。

柴胡 10g、生黄芪 15g、党参 10g、白术 10g、茯苓 10g、八月扎 10g、陈皮 10g、半夏 10g、郁金 15g、白芍 15g、枳实 10g、炙甘草 5g、白花蛇舌草 30g、半枝莲 20g、女贞子 15g、薏苡仁 30g、大腹皮 10g、紫花地丁 15g、茵陈 10g、骨碎补 15g、补骨脂 15g、草河车 20g、鸡内金 15g、苏梗 10g、焦三仙各 20g。

30 剂，水煎服，每日 1 剂，分 2 次服。

1 个月 1 个疗程，1 个月后复诊，患者精神好转，肝区疼痛减轻，腹胀好转。原方 15 剂，每 2 天 1 剂，服至 10 月份见患者体重增加，心情愉快。嘱其以后每月服药 5 剂，调整阴阳以减少发病率。

（按语）各种肿瘤发生的主要原因是内虚，黄帝内经曰："正气内存邪不可干，邪之所凑其气必虚。"由先天虚弱、后天失养，正气亏虚，不能抵御外邪侵袭，或他病日久，耗伤正气，以致阴阳失调、气血逆乱、瘀血留滞不去而成积。正气不足的原因，一是先天不足，二是后天失调两种，所以补肾健脾是扶持正气的主要治法。肝气不舒是肿瘤发生的基础，由于肝气不舒，脾的运化功能失调，消化功能减弱，全身营养缺乏，又加重正气不足，助长了肿瘤的发展，造成恶性循环，所以补虚健脾、舒肝理气是治疗肿瘤的根本大法，正如《景岳全书》曰："凡脾肾不足及虚弱失调之人多有积聚之病。"

毒是肝癌发生的诱因，毒是指侵袭人体的邪气，包括病毒感染及环境污染等，这些毒素长期侵袭人体，使脾胃受伤，运化失常，产生了痰、瘀、湿，加之肝气不舒畅，经络不通，毒邪互结，久而久之成积成聚引发肿瘤。

第三节　几点体会

1. 中医中药能不能治好肿瘤？

俗话说万事始于认识，"认识问题"不解决，则一切问题就等于空谈。认识是行动的指南，没有认识就没有行动，若行动也是盲动。当医生搞临床也是一样，究竟中医中药能不能治疗肿瘤脑子里要有个认识，才能去实践个人认为中医治疗肿瘤有着相当独特的疗效，而且在许多方面可弥补西医的不足。首先中医对肿瘤的认识是合理的、科学的，它的正邪学说、扶正消肿学说、辨证论治等高度概括了肿瘤的发病机制和病程转归，直到现在对肿瘤的治疗都起着重要的指导意义。许多中草药特别是一些清热解毒中药，含有许多杀伤肿瘤细胞的作用。同时利用中医扶正学说，通过益气健脾、疏肝补肾提高人体的抵抗力，能间接杀伤肿瘤细胞，这叫"扶正瘤自消"。

2. 要走中西医结合的道路，建立一支中西医结合队伍

目前中西医治疗各种疾病的方法，都有其适应性和局限性，中西医的治疗方法各有其优点和缺点，而中医治疗方法的不足，正是西医治疗的优势也往往是中医的薄弱环节。因此中西医结合治疗，可以取长补短，提高疗效，这不仅是合理的，而且也是势在必行的。中医与西医放化疗联合使用不但能起到增效作用，而且能减低某些放化疗的毒副作用；与手术配合使用，可使手术造成的某些虚损或功能失调得到恢复和改善。但单纯使用中医中药治疗彻底根除病灶也较困难，中医中药杀灭肿瘤细胞的作用不强，对局部病灶的针对性不高。这就需要加强研究，逐渐增强中医中药在治疗肿瘤方面的作用。手术放化疗技术和设备条件要求高，且放化疗都要住院治疗，所以治疗费用较高；而使用中药更为方便，价格低廉，绝大多数患者都能承受。

保家卫国需要军队，医治疾病需要医疗队伍；没有强大的军队打不了胜仗，防病治病也得有强大的医疗骨干。在中国来说需要有一支中西医结合的医疗队伍，这是中国国情决定的。目前中国有中医、西医、中西结合三支力量，是其他国家无法比的。我认为中国只有走中西结合的道路才能战胜各种疾病，特别是攻击恶性肿瘤这一威胁人类健康的疾病。

3. 在平时养生中首先要顾护好脾肾

《黄帝内经》曰：肾为先天之本，内藏元阴元阳，故称为肾元。肾主藏精，为人体生长发育生殖之精，为生命活动之根，故为先天之本。

脾是人体最大的腺器官，也是免疫细胞寄居的主要场所，中医

认为脾为后天之本，脾气亏虚、运化失常，细胞的免疫功能下降许多免疫性疾病就会发生，如红斑狼疮、干燥综合征等。这些都是脾肾虚损津液不足所致。

中医认为脾肾与红细胞和免疫功能关系密切。骨髓的造血功能主要来自脾肾。肾藏精生髓主骨，脾在中焦受气与汁，变化而赤为血。脾胃运化水谷精微，必须在肾阳推动下，才能化生气血，提高人体免疫功能。因而中医免疫学认为肾脾肺对白细胞免疫系统和红细胞免疫系统都有发挥调理作用。

中医言：正气内存，邪不可干。所有的癌症和免疫系统疾病都和肾元亏虚有直接关系，癌症和免疫疾病的发生发展主要与先天禀赋不足、外感六淫之邪、营卫气血失调、脏腑功能紊乱痰浊淤血内生等因素直接相关。

人体是个整体系统，肾元就像大树的根给全身供应能量，养肾得法，肾元能保持充盈全身就会枝繁叶茂身体状态良好。反之肾元消耗过快身体就会出现各种疾病。

《黄帝内经》曰：肾乃本元之根，元充精、精化气、气生血、肾元不足则气血化生无源，气血亏则五脏衰是为百病之源。也就产生了我们常见的各种慢性病，包括高血压、冠心病、动脉硬化、糖尿病等甚至癌症等疾病，都与气血虚脱有关。

中医认为：肾和脾是相克的，脾胃好肾脏就会好，脾胃不好，肾就会不好，这就是相克关系。如果一个人的脾胃功能好时，肺、大肠就好，其他脏腑也都会好。你要想生殖器官好，就必须把你的脾胃调理好，生殖器官就会慢慢好起来，这就是先天供后天、后天养先天的良性循环。所以我们在平时的养生中首先要把脾肾调理好，因为脾肾不好就会影响到其他脏腑。所以我认为脾肾好其他脏腑都会好，脾肾亏损其他脏腑都不好，这就是"有权有势有成功，脾肾不好一场空。

4.在治疗各种危重症时要特别顾护胃气。

胃气是人体正常生命活动的基础，《灵枢·五味》一书中说："五脏六腑皆禀气於胃"。《素问·玉机真脏论》说："胃者五脏之本"。这些论述明确指出胃气对于五脏六腑皆生理功能的正常发挥具有重要的意义。胃气旺盛则身体健康，反之胃气虚弱则是导致疾病发生恶化的重要因素，所以有胃气则生，无胃气则死的道理是千真万确的。也可以这样说：只要想吃饭大病也是小病，不能吃饭小病也是大病。所以我们认为胃气不仅是五脏六腑之本，在危重病态下甚至是人生之本。正如张仲景在《类经》一书中说："胃气者，实平人之常气，有不可以一刻无者，无则逆，逆则死。"张锡纯在《医学衷中参西录》中说："无论何病，凡服药后饮食渐增者易治，饮食渐减者难医。"

应该指出的是：胃气的生理功能与脾密切相关，胃受纳水谷需脾的运化，才能化生为气血精微物质以充养全身，二者升降相依燥湿相济，纳运协调，协同完成水谷精微的化生与输布，这都禀受于胃气。《景岳全书》中说："欲察病之进退吉凶者，当以胃气为主"，所以在治疗各种肿瘤疾病中必须顾护胃气。

所以只有脾胃健康，人体才有健康，顾护胃气必须做到以下几点。

（1）建中扶正胃气：脾胃位于中焦，脾胃为气血生化之源，病损中焦则营养乏源，气血并亏，阴阳失调，寒热不平，产生疾病。在这种情况下，必须扶正助胃气，通过建中理中补中等办法，使胃气恢复正常，正如尤在泾说："欲求阴阳之和者，必于中气，求中气之立着，必以建中也。"

（2）益气生津顾胃气：在临床上益气生津，甘润和胃的方法多应用各种发热疾病中，如肺炎、脑炎、病毒性心肌炎等，患者出现干咳、口燥、不思饮食、舌红无苔等阳盛症状可用苦寒滋阴等药物，清胃热，养肾津才能保胃气。

（3）急下存阴保胃气：在急性疾病中，如出现中满大便不通、小便不利等一系列阳明腑实、中焦邪盛之证，使食不能进、胃气不能降、腑气不能通并危及生命时必须先治此病，速用下法，恢复胃气功能，如用三承气汤等。

（4）营养调理顾护胃气：在治疗疾病过程中，用药物治疗是必须的，但药物过量会损伤脾胃，破坏胃黏膜，所以在生病过程中加强营养是非常必要的，借谷物蔬菜水果滋养胃气，多吃些山药、莲子、芡实等健脾补肾食物，但不能过量。为防伤胃，要做好患者的思想工作，使之心情愉快以防伤肝，达到肝气疏、脾气运、胃气降、腑气通的目的。把护胃气，调五脏贯穿在整个防病治病的全过程中。

第五章
疑难杂证拾遗篇

第一节　发　热

发热分内伤和外感。外感发热起病急，体温大多较高，多见恶寒、发热、头痛、鼻塞、流涕、咳嗽、脉浮等症状，属实证者多。内伤发热一般起病缓，病程长，有反复发热的病史，临床多表现为低热。外感发热时手背热，内伤发热时手心热，有时内伤发热只有五心烦热，但体温不升高。有时外感发热虽然体温升高但病程很长，有的长达几周或者几个月，这就需要详细的辨证，根据临床情况再处方用药。下面举几个病例。

案一：刘某，男，机关干部。

主症：患者去南方出差，因感冒、发热、咳嗽等症状在某地医院住院治疗半个月，不见好转，体温一直在39℃左右。回机关后体温不降，咳嗽没减，住当地医院治疗，一直未见疗效，有时出现昏迷，有人建议用中药治疗便来诊。症见发热，咳嗽，痰黄，胸痛，口渴，舌淡黄腻，脉滑浮。

证属：痰热蕴肺，肺气不宣，造成表证难解，外邪难散，故长期发热不退。

治法：宣肺清热化痰。

处方：宣肺牛子汤加减。

麻黄6g、杏仁10g、牛蒡子10g、白僵蚕10g、桃仁10g、芦根

30g、羌活 10g、独活 10g、薏苡仁 30g、冬瓜仁 15g、柴胡 15g、黄连 10g、黄连 10g、生山栀 10g、紫苑 15g、生姜 3 片、大枣 5 枚。

水煎服，5 剂好转，10 剂痊愈。

服完后脉静身凉，但还有轻微的咳嗽、神疲乏力及轻微的寒热感觉。考虑发热较久，正气受损需扶正，在原方基础上加党参 15g、生黄芪 30g、仙茅 15g、茯苓 10g。5 剂后恢复正常。

案二：梁某，男。

主症：患者 20 多年来每晚 21：00 开始寒热往来，随后发热，体温升至 39 ～ 40℃，1 小时后全身出汗，身凉如正常人。经多家医院治疗，未见好转。2005 年来诊，见患者有寒热往来，咽干目眩，苔白脉弦等症状。

证属：半表半里，病久造成营卫不和，气郁三阳不得发越，必须枢转少阳，发越郁滞才能痊愈。

治法：和解表里，调和营卫，枢转少阳。

方药：用柴胡桂枝汤。

柴胡 15g、桂枝 10g、生白芍 15g、黄芩 10g、半夏 10g、党参 15g、甘草 6g、生姜 3 片、大枣 5 枚。水煎服，8 剂后痊愈。

案三：高某，女。

主症：产后 2 个月，感冒发热，在某医院住院治疗 1 个月仍持续发热，经化验一切正常，几次专家会诊找不出原因，医院建议转院治疗。无奈之下来诊，见患者寒热往来，脉涩，舌紫，口干不欲饮，少有恶漏等。

证属：败血滞留，营卫不和，气机不畅，余热郁于少阳，故发热一直不退。

治法：和解少阳，活血化瘀。

方药：黄芩 10g、柴胡 15g、半夏 10g、党参 10g、甘草 6g、当归 10g、川芎 10g、益母草 20g、炮姜 6g、桃仁 10g、红花 10g、生

姜 3 片，大枣 5 枚。3 剂后病情好转，5 剂后痊愈。

案四：陈某，男，40 岁。

主症：患者夜间入睡后，因胸中烦热而惊醒，不盖被子也感觉烦热，病程月余，天天如此，经内科、神经科检查均未见异常，初步诊断为神经官能症，经治疗无效转来我门诊。测体温正常，触摸皮肤也不热。

诊断：心里热病，俗名"灯笼热"。

治法：活血化瘀，行气解郁。

方药："血府逐瘀汤"加减。

当归 10g、生地 15g、桃仁 10g、红花 10g、桔梗 10g、赤芍 15g、柴胡 15g、川芎 10g、牛膝 30g、枳壳 10g。水煎服，4 剂烦热顿然消失。

（**按语**）用柴胡时请注意剂量，柴胡用 6g 以下有升阳作用；用 12g 以下有疏肝解郁作用；超过 12g 有退热作用。

案五：何某，女，40 岁。

主症：患者 5 天前因机关事务争吵不休，第 2 天出现胸闷胁痛，随之发热，体温 38.5℃，通夜不眠，两太阳穴胀痛，不思饮食，口苦口干，大便不爽，随后吃了一些解热镇痛西药，无效。当天晚上体温上升至 39.5℃，见患者面红目赤，烦躁不安，苔薄黄，脉弦数。

证属：肝郁发热证。

治法：疏肝解郁，清热通下。

方药：丹栀逍遥散加减。

柴胡 10g、生白芍 15g、丹皮 10g、山栀子 10g、黄芩 10g、大黄 6g、白术 10g、薄荷 6g、当归 10g、甘草 6g、生姜 3 片。

3 剂，水煎服，每日 1 剂，分 2 次服。

二诊：体温下降至 37.5℃，睡眠尚好，情绪稳定，原方加夜交藤 30g、茯苓 15g、大黄 3g。

三诊：体温降至正常，情绪稳定，睡眠正常。2 个月后电话回访未见复发。

案六：贺某，女，60岁。

主症：患者诉5年来全身畏寒，唯有胸腹炽热。自1998年以来畏寒肢冷，冬日需用厚被取暖，白天在家，找火取暖，夏天仍需戴棉帽围巾，穿棉鞋，避风独居，身虽畏寒，胸腹只觉火燎，需食冰块自救，四肢发冷，口唇发紫，项背强痛，多处求医未果。于2003年来找我治疗，见患者舌质正常，苔厚腻，脉沉滑，经详细分析认为是寒饮潜伏经脉内，阻阳气外达，为外寒内热之伏饮。

证属：外寒内热，内有伏饮。

治法：温养和阳，消痰解凝。

方药：阳和汤加减。

麻黄5g、桂枝10g、熟地12g、鹿角霜20g、白芥子10g、炮姜5g、甘草5g、白术20g、莱菔子15g。

5剂，水煎服，每日1剂，分2次服。

二诊：患者说前述症状消失，痰饮已除，阳气已通，胸腹炽热感及全身发凉现象均除，5年顽疾一扫而光。

（按语）《景岳全书·杂病论》曰："凡热病之作，亦自有内外之辨。如感风寒而传化为热，或因时气而火盛为热，此皆外来之热，即伤寒、温疫、时毒之属也。至若内生之热，则有饮食而致者，有因劳倦而致者，有因酒色而致者，有因七情而致者，有因药饵而致者，有因过暖而致者，有因阴虚而致者……虽其原因不同，而病候无过表里。故在外者，但当察经络之深浅；在内者，但当察脏腑之阴阳。"以上五个病例均为发热，但究其原因不同，第一例为外感引起，只因痰热蕴肺，肺气不宣，造成表证难解。第二例属半表半里，由于久病造成长期营卫不和，药不对症，久病不愈，延缓20年。第三例是产后败血留滞，气机不畅，热郁于少阳发热不退。第四、第五例都是肝郁发热，肝气不畅，郁而发热，妇人最多此证。俗话说："治热先解郁,郁气解火自灭"。所以此例患者发热,虽然未用退热之剂,仅用逍遥散,只用舒肝解郁的方法,但却起到了解郁的效果。第六例是难以辨证的疾病,所以治疗 5 年一直未见效果。因为患者持久不愈,才引起医生的高度重视,通过医生认真的察色问诊捏脉看舌,用辨证的方法才找到了疾病的原因,认为该患者是外寒内热、并痰饮内存,所以用温养和阳、消痰解凝的阳和汤加减治愈了顽疾,因此证明"先议病后议药"的道理是千真万确的。

在临床中凡是辨证准用药恰当的,患者都能起沉疴除掉顽疾,实践证明"认真"二字应贯穿在临床辨证的全过程中。以上 6 个病例都是发热,但原因不同,只要辨证准确用药恰当,顽疾也是能除掉的,这叫作同病异治。

第二节 咳 嗽

咳嗽可分为外感和内伤,外感咳嗽病位在肺,多属实证。内伤咳嗽则不仅在肺,且与脾、肝、肾有关,多为虚实夹杂。外感咳嗽多为风、热、燥等邪侵入肺引起咳嗽。内伤咳嗽除肺脏本虚外,其他脏腑有病累及肺脏而致。脾虚生痰,痰浊犯肺;情志不遂气郁化火,肝火伤肺;肺肾气虚久咳;或气不化津造成肺肾阴虚咳嗽。

我在临床实践中用麻桔五味汤加减治疗多种咳嗽效果很好。用药:麻黄 6g、桔梗 10g、五味子 10g、杏仁 10g、紫苑 10g、甘草 6g、莱菔子 30g、乌梅 15g。在这个方剂的基础上加减都起到了很好的作用:寒咳加细辛、干姜;热咳加黄芩、鱼腥草;燥咳加元参、麦冬、沙参、玉竹;痰多加半夏、海浮石;咽痒加防风、蝉衣;黄痰加黄芩、山栀子、桔梗、麦冬、桑白皮、川贝母、知母、瓜蒌、半夏、茯苓、陈皮、甘草;过敏咳嗽加川芎、全蝎、细辛、半夏、僵蚕、瓜蒌、紫苑。

案一：樊某，男，53岁。

主症：咳嗽多日，白天比较严重，痰稀色白，伴鼻塞，苔白舌淡，脉浮。

证属：寒咳。

治法：祛风散寒

方药：麻黄6g、桔梗10g、五味子10g、杏仁10g、紫苑15g、甘草6g、莱菔子15g、乌梅15g、细辛3g、干姜6g。5剂，水煎服，服药后咳止痰少。

案二：姜某，女，40岁。

主症：晚上咳嗽厉害，痰多黄，痰稠脉数，舌红苔淡黄。

证属：热咳。

方药：麻黄6g、桔梗10g、五味子10g、杏仁10g、紫苑10g、莱菔子15g、乌梅15g、黄芩10g、鱼腥草30g。3剂痊愈。

案三：贾某，女，42岁。

主症：喉痒咳嗽，咽部发红，口干舌燥，干咳无痰。

证属：喉源性干燥咳嗽。

方药：麻黄6g、桔梗10g、五味子10g、杏仁10g、紫苑15g、甘草5g、莱菔子15g、乌梅15g、麦冬12g、元参15g、沙参15g、射干10g、黑芝麻30g、阿胶10g、梨汁30g。10剂痊愈。

案四：梁某，男，64岁。

主症：咳嗽痰多，黏稠，色黄，胸胁胀满半，咳嗽时隐痛，口干面红，色淡红，苔黄，脉数。

证属：痰热郁结咳嗽。

方药：麻黄6g、桔梗10g、五味子10g、乌梅15g、杏仁10g、紫苑15g、莱菔子15g、黄芩10g、山栀子10g、桑白皮10g、浙贝母12g、知母10g、瓜蒌15g、陈皮10g、半夏10g、鱼腥草30g。10剂咳止脉和，痰热症状消失。

案五：张某，男，62 岁。

主症：咳嗽痰多色白而稀，纳食少，便溏，神疲乏力，舌淡苔白，腻脉滑濡。

证属：脾虚痰湿蕴肺证。

治法：宣肺祛痰健脾。

方药：麻黄 6g、桔梗 10g、五味子 10g、乌梅 15g、杏仁 10g、紫菀 15g、甘草 6g、莱菔子 15g、党参 10g、白术 10g、茯苓 10g、半夏 10g、陈皮 10g、苏子 10g、白芥子 10g、蛇床子 10g、前胡 10g。10 剂水煎服，服用后痊愈。

案六：马某，男。

主症：咳嗽阵作，面红，口苦，胸胁胀满，舌边红，苔薄黄，脉弦，症状随情绪变化。

证属：肝火犯肺证。

治法：宣肺清肝，化痰止咳。

方药：麻黄 6g、桔梗 10g、五味子 10g、乌梅 10g、杏仁 10g、紫菀 15g、甘草 6g、青黛 6g（包煎）、蛤粉 15g、黄芩 10g、桑白皮 10g、鱼腥草 30g、前胡 10g、瓜蒌 10g、柴胡 10g、地龙 10g。水煎服，10 剂病痊愈。

从以上 6 例病案说明，在麻桔五味汤的基础上根据病因加减，效果还是很好的。

第三节　疏肝解痉降血压（风眩）

高血压是指血压升高的临床表现，中医称本病为风眩。中医认为，高血压是因情志失调，饮食不节，内伤虚损导致阴阳失调而发病。

肾为先天之本，随着年龄的增加，肾气逐年消耗，导致肾精不足，不能生髓。而脑为髓之海，脑海不足造成上下俱虚，常发为风眩。此外，久病不愈耗伤气血，气虚清阳不升，血虚脑失濡养，易发生本病。又有素体阳虚或肾阳不足等，导致清阳不升，浊阴不降，蒙蔽清窍发生本病。总之本病病位在心，影响脑神，与肝脾肾有关逐渐形成虚实两证，若证治不力，病程久远，可因肝风、痰火上蒙清窍，阻滞经络发为中风。根据以上原因，我在长期的临床实践中根据国医大师路正志治疗高血压的经验，用舒肝解痉降压的办法治疗各型高血压都收到了较好的疗效。

方名：舒肝解痉降压汤。

处方：柴胡 10g、生白芍 12g、枳实 10g、甘草 5g、全蝎 6g、当归 10g、茺蔚子 15g、钩藤 15g、杜仲 20g、制首乌 12g、生黄芪 20g、黄柏 10g、葛根 20g、罗布麻 15g、夏枯草 12g、车前子 15g。

这个方子在疏肝解郁的基础上解痉，同时兼顾了理血，在理血的前提下解除了血管痉挛，从而达到血畅络通的效果。

黄帝内经讲："气为血帅，血为气母"，这个道理千真万确。病从血中来，血行靠气推，所以治血首先得疏气，气疏血流畅，血块不瘀阻。方中四逆散有疏肝理气、调和肝脾的作用，柴胡疏肝解郁又可升清阳；白芍养血敛阴与柴胡相配一升一敛；枳实行气散结有增强舒畅气机的效果；甘草缓急和中又能调和诸药；全蝎配枳实对平滑肌痉挛有解痉作用，能改变全身动脉痉挛从而促进降压。为了体现中医个体化的特色，在治疗高血压的同时根据个人症状可随症加减。

案一：王某，男，52岁。

主症：眩晕头痛，急躁易怒，面红目赤，口苦咽干，便秘尿赤，苔黄，脉弦数。

证属：肝阳上亢。

治法：舒肝解痉，清热降压。

方药：柴胡 10g、生白芍 12g、枳实 12g、甘草 5g、全蝎 6g、当归 10g、茺蔚子 15g、钩藤 20g、杜仲 20g、制首乌 12g、生黄芪

15g、黄柏 10g、葛根 30g、罗布麻 15g、夏枯草 30g、车前子 15g、龙胆草 12g、黄芩 10g、山栀子 10g、大黄 6g、泽兰叶 15g、黄连 10g。水煎服。每日 1 剂，分 2 次服。15 剂连续服用，血压降至正常，症状消失。

案二：张某，男，62 岁。

主症：头痛眩晕，腰膝酸软，恶心烦热，心悸失眠，耳鸣健忘，舌红少苔，脉弦细而数。

证属：阴虚阳亢症。

治法：滋阴潜阳，镇肝熄风。

方药：在疏肝解痉降压方的基础上加鳖甲 10g、生龙牡各 20g、川牛膝 30g、白芍 15g、元参 15g、麦冬 15g、代赭石 30g、炒枣仁 15g、珍珠母 30g、夜交藤 30g。服药 20 剂后神清气爽，血压下降，诸症消失。

案三：患者，女，58 岁。

主症：头晕腰膝酸软，烦躁低热，腹胀，肋骨痛，舌红舌燥，脉弦细数。

证属：肝肾阴虚。

治法：滋肾阴疏肝木。

处方：在疏肝解痉降压方的基础上加沙参 15g、生地 15g、麦冬 15g、枸杞子 15g、当归 10g、川楝子 10g、生白芍 15g。服药 25 剂后效果明显，后期用杞菊地黄丸巩固疗效。

案四：张某，男，50 岁。

主症：血压升高已 6 年，口服降压药控制。最近以头晕头痛，头如裹，胸闷，呕吐痰涎，并伴有心悸失眠，口淡食少，舌淡苔厚腻滑。

证属：痰湿蕴盛。

治法：燥湿化痰，平肝熄风。

处方：在疏肝解痉降压方的基础上加半夏 10g、白术 15g、升麻 15g、胆南星 10g。5 剂。

二诊：食少，胸闷，苔厚仍然存在，原方再加白豆蔻 10g、砂仁 10g、炒薏苡仁 20g、郁金 10g、瓜蒌 15g，苍术 10g。口服 10 剂后好转。加减几次后效果明显。

第四节　低血压

低血压症是指收缩压为 90mmHg 或更低，舒张压为 60mmHg 或更低，依此即可做出诊断。

临床上将本病分为无症状型，有症状型及直立性（体位性）低血压。其中，直立性低血压在老年低血压症状中最为常见，中医称本病为虚眩或血虚眩晕。

本病多因先天不足，或因年老肾精亏虚，或因房事不节，遗精滑泻、阴精亏耗过多肾精不足、髓海不充而发为虚眩；亦有因房事过度耗气伤阴，或因脾胃亏虚，气血生化无源，气虚清阳不升，血虚脑失濡养，发为虚眩。心脉失养而发为本病的，本病病位在心脉，影响脑神，与脾胃密切相关，病性属虚。治疗时应以补虚为主，临床上可用补气温肾健脾法。我在多年的临床实践中用生脉饮加减对本病取得了良好的治疗效果，药用：党参 15g、麦冬 15g、五味子 10g、柴胡 10g、黄精 30g、升麻 30g、鸡血藤 20g、黄芪 20g。尤其是夏天发生的低血压患者效果更好。

案一：患者，男，42 岁。

主症：头晕、心悸、气短，神疲乏力，畏寒肢凉，面色苍白，舌淡胖苔白滑，脉弱或细。

证属：心阳气虚型。

治法：温补心阳，益气升脉。

药用：人参 10g、炙黄芪 20g、五味子 10g、麦冬 10g、桂枝 15g、黄精 35g、鸡血藤 30g、柴胡 10g、升麻 30g、天麻 10g、白术

10g、生姜 3 片。服 7 剂痊愈。

案二：患者，男，55 岁，眩晕。

主症：形体消瘦，神疲乏力，气短，纳差，腹胀便稀，小便频数，余沥不尽，腰酸腿软，舌淡，苔白，脉弱。

证属：脾肾两虚。

治法：宜补肾健脾。

方药：党参 15g、黄芪 15g、山药 15g、山茱萸 15g、杜仲 15g、当归 10g、枸杞子 10g、熟地 15g、白术 10g、麦冬 15g、五味子 10g、柴胡 10g、黄精 35g、升麻 30g、鸡血藤 30g。服药 15 剂，眩晕消失，乏力减轻，食欲增加。1 年后随访未复发。

案三：李某，女，44 岁。

主症：眩晕气短，神疲乏力，脘腹坠胀或肛门坠重，久泻，便稀，纳差，面色萎黄，舌淡，苔薄白，脉缓弱。

证属：中气虚弱。

治法：补中益气，升脉定眩。

方药：天麻 10g、炙黄芪 30g、党参 12g、柴胡 10g、白术 10g、升麻 30g、当归 10g、陈皮 6g、黄精 35g、麦冬 15g、五味子 10g、鸡血藤 15g。水煎服，7 剂后痊愈。

案四：赵某，男，72 岁。

主症：眩晕，畏寒肢凉，腰膝酸软，腰痛，小便清长，余沥不尽，夜尿多，性欲减退，舌质淡，苔白，脉沉迟无力。

证属：肾阳虚。

治法：温补肾阳。

方药：熟地 15g、桂枝 15g、制附子 10g、炒山药 15g、杜仲 15g、炙甘草 5g、枸杞子 15g、山茱萸 10g、柴胡 10g、升麻 30g、黄精 35g、炙黄芪 20g、鸡血藤 20g、党参 15g、五味子 10g。加减调理 40 天，腰困、肢凉、乏力、头晕消失，随访 2 年未复发。

案五：患者，男，42 岁。

主症：眩晕，心悸，神疲乏力，健忘，气短，食少便溏，面色淡白萎黄，舌淡嫩，苔白，脉弱。

证属：心脾两虚型低血压。

治法：益气、健脾、养心。

方药：党参 15g、麦冬 10g、五味子 10g、柴胡 10g、黄精 35g、升麻 30g、炙黄芪 20g、鸡血藤 12g、茯苓 10g、炒枣仁 12g、木香 3g、龙眼肉 10g、远志 10g、当归 10g、白术 10g、甘草 10g、阿胶 10g。原方调理 50 天，睡眠好，吃饭香，心悸消失，血压正常。1 年后随访精神状况非常好，一切正常。

（按语）本病临床表现以头晕为主要症状，但是应依兼证之不同，分清病变在脏在腑。若兼见腰膝酸软，腰痛，小便余沥不尽者病变在肾。兼见纳差乏力，脘腹坠胀，面色萎黄者病变在脾。若兼见心悸气短，健忘多梦者其病变在心。临床中亦有无脏腑兼夹病症者，当审证治之。

在辨气血时应注意，如见气短乏力，脘腹坠胀，面色萎黄者多属气虚；若见心悸健忘，多梦神疲乏力，面色苍白者多属血虚。

本病患者多为年老体弱，肾精渐竭，正气不足的群体。治疗时应以补虚为要，可用补气温肾健脾之法。春冬两季用红参代替党参；暑热夏秋季用西洋参代替党参；如若气阴虚者麦冬用 15 ～ 20g，阳虚体弱者用 3 ～ 5g。

建议低血压患者宜适当体育锻炼以便增强体质。

第五节 失 眠

人的睡眠受心神控制，而营卫阴阳的正常运行是保心神调节睡眠的基础。凡影响营卫气血阴阳的正常运行，使神不安宁者都是造成失眠的根本原因和病机所在。

　　失眠的常见原因有：①感受外邪：使热入心营损伤脾肾；②情志失常：情志失常动乱五脏气机，耗损五脏精气；③饮食不节：饮食不节造成胃气不和，脾虚不运；④久病之人体虚不足造成五脏气血亏损。

　　我在临床实践中摸索出一个方子。即炒枣仁15g、灵芝30g、夜交藤30g、生龙牡各30g、龙齿15g，起名为"催眠汤"。加在造成失眠的各种原因的对症治疗方上服用后效果都非常好。

　　案一：张某，女，40岁。

　　主症：不寐2年，心烦失眠，烦躁易怒，胸胁胀满，头晕目眩，舌红目赤，口苦，尿黄，苔黄腻，脉弦数。

　　证属：肝郁化火。

　　治法：清肝泻火，镇心安神。

　　方药：催眠汤加龙胆泻肝汤。

　　龙胆草10g、柴胡12g、黄芩10g、木通6g、山栀子10g、泽泻10g、车前子10g、当归10g、生地15g、炒枣仁15g、甘草6g、灵芝30g、夜交藤30g、生龙牡各30g、夏枯草30g、益母草30g。水煎服，10剂而愈。

　　案二：武某，女，61岁。

　　主症：心烦不寐或时睡时醒，五心烦热，头晕耳鸣，腰膝酸软，口干咽燥，病情延续长达20余年。

　　证属：心肾不交，火不归元。

　　治法：滋阴清热，交通心肾。

　　方药：黄连6g、阿胶10g、黄芩10g、白芍10g、生地15g、山茱萸10g、泽泻10g、丹皮10g、茯苓10g、炒枣仁15g、灵芝30g、夜交藤30g、生龙牡各30g、肉桂2g、墨旱莲30g、女贞子15g、鸡子黄1个，水煎服。治疗60余天服药50余剂失眠痊愈，每晚能睡6～7个小时。

　　案三：吕某，女，50岁。

　　主症：患顽固性失眠多年，每夜只能睡2～4小时，经常头晕，面色萎黄，脉弦。经常情志不遂，偶尔呃逆。

方药：调胃散加催眠汤。

党参 15g、柴胡 9g、黄芩 10g、半夏 10g、甘草 6g、陈皮 10g、炒白芍 15g、川大黄 5g、炒枣仁 15g、灵芝 30g、夜交藤 30g、生龙牡各 30g，生姜大枣为引，10 剂水煎服。

服药 15 天后患者一切正常，能睡 5～6 个小时，头晕消失但呃逆未除，在原方的基础上加旋覆花 30g、代赭石 20g，5 剂后呃逆消除，饮食增加，睡眠加深，获得奇效。

案四：刘某，男，65 岁。

主症：长期以来多梦易醒，心悸健忘，头晕目眩，神疲乏力，面色萎黄，舌淡苔薄，脉细弱，系心脾两虚，久病年老，体虚不足，造成五脏气血阴阳亏损。

证属：气血阴阳亏损。

治法：补益心脾，养血安神。

方药：归脾汤加催眠汤加减。

党参 10g、茯神 30g、白术 10g、当归 10g、木香 6g、炙黄芪 30g、龙眼肉 10g、炒枣仁 15g、灵芝 30g、夜交藤 30g、生龙牡各 30g、茯苓 10g、炙甘草 6g、远志 10g，生姜大枣为引。水煎服 15 剂。

二诊：见神疲乏力减退，记忆力明显增强，食欲增加，睡眠时间延长，在原方的基础上加龙齿 20g、绞股蓝 30g。2 个月后，原来的一切症状消失，睡眠延长至 7 个小时以上。

第六节　甲状腺功能减退症及其引起的
心包积液病治法

甲状腺功能减退症是由甲状腺激素合成或分泌不足而致机体代谢功能降低的病症，本症系先天不足又因超劳过度，或失治误治，或瘿肿手术耗伤中气即脾阳，从而造成水湿运化失司，水饮内停则见疲乏嗜睡，少气懒言，腹胀纳差，肢面浮肿或腹水等。病程日久累及心肾导致心肾阳虚，损及宗气与元气。阳虚无力生阴，气耗难以化血，以致阴伤血亏，故见皮肤干燥脱屑，毛发干枯易落，面色无华，健忘，女子闭经等。

总之，本病病位在颈部，与脾肾关系密切，病久累及心肝，病性多属虚实夹杂，虚多为阳气虚，气耗则阳伤血亏，实为水饮痰湿。脾肾阳虚气化输布不利，膀胱开合失司而致水液不布停聚体内，泛滥皮肤而致一身尽肿，如出现水气凌心则可致心悸喘促等症。心气不能达于血管，血液无气推动则停留成瘀，加之多数患者病程较长，久病入络必成瘀，故在病程中必有血瘀见症。下面举几个病例说明。

案一：程某，男，56岁。

主症：几个月以来觉心悸气喘，畏寒肢冷，腰酸，尿少浮肿，腹部膨胀，纳少脘闷，时有叹息，两胁痛舌淡胖有齿痕，脉弦沉细。有心包积液。

证属：阳虚水泛，肝郁证。

治法：温阳利水，补肾健脾疏肝。

方药：温阳利水疏肝汤加味。

熟地10g、山茱萸10g、山药15g、泽泻15g、茯苓20g、生黄芪30g、川牛膝30g、党参15g、白术15g、炮姜10g、炙甘草10g、葶苈子10g、五加皮10g、丹参30g、柴胡10g、炒白芍15g、香附10g、车前子10g、川芎10g、陈皮10g、水红花子15g、枳壳10g。

60剂，水煎服，每日1剂，分2次服。加西药优甲乐连续治疗2个月后，腰膝酸软消失，肢面浮肿消退。B超检查心包积液消失。用金匮肾气丸、理中丸巩固疗效，优甲乐每日按量服用。2年后随访一切正常。

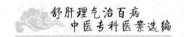

案二: 张某,女,42 岁。

主症:来诊时患者诉胸闷而痛,心悸气短乏力,动则喘促,自汗出,手足不温,纳差,排便无力,舌淡,苔白,脉弦沉细弱。

证属:阳气亏虚证。

治法:益气养心,温振心阳。

方药:炙黄芪 15g、党参 20g、白术 10g、制附子 10g、干姜15g、淫羊藿 15g、桂枝 15g、炙甘草 5g、茯苓 10g、枳壳 10g、砂仁 10g、川芎 10g、火麻仁 15g、防风 10g、生黄芪 15g、陈皮 10g,蜂蜜为引。坚持服 50 剂,每日 1 剂,分 2 次服。长期加服西药优甲乐,2 个月后上述症状消失,随访 1 年无复发现象。

这个方子使用后患者脉络得通,脾阳得温,肾阳得补,心阳鼓动有力。所以治疗 2 个月即见效。

案三: 徐某,男,55 岁。

主症:半年以来时有胸闷痛的感觉,心悸气短,乏力汗出,手足凉畏寒,小便清长,排便无力,有时便秘,舌质暗淡有瘀点瘀斑,舌苔白,脉沉细涩。

证属:阳虚血瘀。

治法:温阳益气,活血化瘀兼疏肝。

方药:炙黄芪 30g、党参 15g、白术 10g、制附子 10g、干姜6g、桂枝 15g、淫羊藿 15g、仙茅 15g、炙甘草 5g、茯苓 15g、枳壳 12g、砂仁 10g、川芎 10g、丹参 30g、赤芍 15g、三七 6g、柴胡10g、枳实 10g、炒白芍 15g。10 剂。

二诊:大便干在上方中加巴戟 15g、肉苁蓉 15g、当归 10g,10 剂。

三诊:舌体瘀斑还未全消,在上方中加桃仁、红花、莪术,10 剂。

通过多次就诊加减,效果明显,气虚血瘀症状基本消失,西药优甲乐长期按量服用。

(**按语**)阳气不足无力温通经络,心脉失养,容易发病,故在治疗过程中首先需重视顾护阳气，但不能单纯补阳，还需温阳通阳，温补并举，脉络通阳气可行，中焦缓气血可生，疾病就可以恢复或减轻，如果有黏液性水肿在温阳补阳的同时可以加入桂枝、水红花子、车前子以通阳利水。在治疗甲状腺功能减退或甲状腺功能减退性心脏病时，使用中药能很好地缓解患者的临床症状，改善患者的预后，优甲乐可根据化验指标数改变用量，需长期服用。这就体现了中西医结合的优势，一例是我的爱人，通过对她的治疗，我很受启发，感到中西医结合效果显著。

第七节　异病同治

疾病不同但病因相同时，可用相同的方法治疗，不同的疾病在其发展的过程中，出现了同一性质的阶段，也可用相同的方法治疗，这就是异病同治。例如：气虚下陷的脱肛、崩漏下血和气虚发热，是几种截然不同的疾病，但他们都是由于中气虚所致，所以都可以用补中益气的方法来治疗。又如外感病发热入于里，热结肠道的大便秘结，或伤食病发展到食滞肠道的大便秘结都需要用泻下的方法进行治疗，这些都叫异病同治。

一、胃下垂

胃下垂是指胃由正常位置沿腹下降，多发生于脾胃弱的人群中，以中气虚者多见，肾虚者也可出现。

案一：张某，女，44岁。

主症：患者于2009年7月5日就诊，自诉长期以来食欲不振，四肢无力，近1个月来胃脘胀痛，饥而不能进食，每日进食2两亦感困难，白带增多，夜不能寐，易怒，见患者身体消瘦，舌淡苔薄，脉弦。近日来体重下降，经 B 超检查发现胃下垂 5cm，胃张力较低。

证属：中气不足，气滞不畅。

治法：建中补气，疏肝解郁。

方药：补中益气汤合四逆散加减。

党参 15g、炙黄芪 30g、白术 10g、陈皮 10g、升麻 10g、乌梅 20g、柴胡 10g、炙甘草 6g、当归 10g、醋枳壳 50g、炒白芍 30g、川楝子 10g、香附 10g、苏梗 10g、焦三仙各 20g，生姜、大枣为引。

10 剂，水煎服，每日 1 剂，分 2 次服。

二诊：服药后胃脘胀痛减轻，胃口稍开，在原方基础上加夜交藤、炒枣仁以通络安神，服 10 剂。

三诊：颜面泛红，食欲增加，易怒等症状消失，在原方基础上再服 20 剂。

四诊：中药调理 2 个月后上述症状都消失，面色转红润，胃下垂只剩 1cm。继用补中益气丸及舒肝和胃丸巩固疗效，并用苍术 15g 泡水当茶饮。

（**按语**）关于胃下垂，胃动力低，临床一般认为是脾不健运、中气不足所致，多用补中益气法治疗，本病例治疗两个月服药 50 多剂，进食增加，脸色转红润，胃下垂只有 1cm，基本治愈。

补中益气汤是健脾补气升提的方子，《景岳全书》说："脾气升则健，胃气降则和"，胃下垂是脾的升提作用降低而产生的。所以用补中益气汤来治疗。四逆散是调和肝脾的祖方，后世疏肝诸方多从它演变而来，方中柴胡疏肝解郁升清，有提升之意，枳壳易枳实在于枳壳有增强人体平滑肌收缩的作用，但枳壳用量必须加大，最大用量为 30～50g 才能达到升提作用，否则会有泄降作用，而且枳壳用醋制，以增强收敛功用。从而提高肝的升提功能，肝升脾也升，胃下垂就能得到很快复位。

二、子宫脱垂

子宫脱垂是指子宫由正常位置沿阴道下降，常发生于劳动妇女，以产后为多见。

案二：杨某，56 岁，女。

主症：患者自诉阴道有物下坠到阴道口，有时脱出阴道口，约有鸡蛋大，经妇科检查为子宫脱垂。小腹常有下坠感，倦怠乏力，心悸气短，尿频，白带量多，舌质淡，苔薄白，脉虚细。

证属：气虚下陷，子宫脱垂。

治法：补气升陷，固摄子宫。

方药：补中益气汤加醋枳壳、醋龟头、续断、桑寄生、煅龙牡。

炙黄芪 30g、党参 15g、白术 15g、陈皮 10g、升麻 10g、柴胡 10g、炙甘草 5g、当归 10g、醋枳壳 50g、醋龟头 5g、续断 15g、桑寄生 15g、煅龙牡各 20g，生姜、大枣为引。

7 剂，水煎服，每日 1 剂，分 2 次服。

二诊：服药后脾虚症状有所好转，食量增加，前方连续再服 20 剂。

三诊：1 个月后阴道下坠感消失，子宫已复位。用补中益气丸和青娥丸巩固疗效。

（**按语**）脾主中气，脾虚中气不足而下陷，故小腹下坠、子宫脱垂。脾主四肢，脾虚四肢无力，少言懒语，面色无华；下腹气虚，则膀胱气化失约，故小便频数；脾虚运化功能减弱致使湿浊下注，故白带量增加而且带质清稀；舌淡苔薄，脾虚之人多有。

子宫脱垂重者需在补中益气汤中重用黄芪、党参，尤其是黄芪要加到 30～90g，以增强益气举陷之力，也可用乌梅等收敛药，增强收缩作用，醋制枳壳可加到 50g，增强子宫平滑肌收缩作用，否则可反有泄降可能。醋龟头以取象比类之药加强子宫收缩，续断、

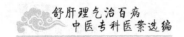
桑寄生、煅龙牡固摄肾气，减少复发。

三、直肠脱垂

直肠脱垂俗称脱肛，是指直肠或直肠黏膜脱出肛门外的一种病症，多见小儿或老人、多次分娩的妇女。

案三：薛某，男，65岁。

主症：1年前排便时自觉有物自肛门脱出，初期排便完毕后可以自行回纳，逐渐必须用手托回，随着时间的推移不仅排便时脱出，在任何腹内压增加的情况下如咳嗽打喷嚏，用力走路时亦脱出。脱出的直肠黏膜因受刺激而充血、水肿、出血、溃疡以致复位困难，体质则一派中气虚弱现象，舌淡红，苔薄黄，脉虚弱。

证属：中气下陷，直肠脱垂。

治法：补中益气，清热固摄。

方药：补中益气汤加川芎、黄连、白芷、赤石脂、醋龟头。

炙黄芪30g、党参15g、柴胡10g、升麻10g、陈皮10g、白术10g、当归10g、川芎10g、黄连10g、赤石脂30g、醋炙龟头4g、炙甘草5g、苦参20g、生姜、大枣为引。

水煎服，30剂，每日1剂，分2次服。

五倍子50g，水煎洗患处，每2天煎1次外洗。

原方治疗2个月，直肠缩回病告痊愈。

（**按语**）本病多因久泻久痢，长期腹内压增加而致，中医学认为脱肛有属于大肠气血虚而兼有湿热的，有因久痢气血俱虚而脱者，有因肺气虚而脱者，有因中气虚而脱者，同时妇女生育多，力尽血枯气虚下陷，以及小儿久泻都能使直肠脱垂。

方中补中益气汤补气提升，增血健脾，黄连、苦参清热除湿，赤石脂、醋制龟头，解决直肠只缩不脱的问题。

五倍子水煎洗加大固脱、回缩作用，全方位治疗2个月痊愈。

第八节　面神经炎

　　面神经炎多由于风邪侵入足阳明之脉，导致风痰夹瘀流窜经络，致使阳明经脉壅滞不利，面部络脉失养，而发生口眼歪斜。其病的形成多由虚、风、痰、瘀四者为其基本病理基础，四者往往互为因果，病性多为本虚标实，以正气虚为本虚，风痰瘀为标实。本病一般预后良好，但有少数病例，其后期表现为正虚邪恋，再现面肌不时痉挛、短气、舌暗等气虚血瘀证候，终身难愈。

　　本病多由七情六欲，劳伤过度，人体正气不足，风邪乘虚流窜经脉所致。本病主要病机为：①风痰寒热，阻痹脉络；②肝失疏泄内风上扰；③久病入络，瘀血阻滞；④气血亏虚脉络不和。病机要点是脉络不通，气血痹阻，筋脉失养。

　　面神经炎不论病因有多少，总离不开内风与外风，就是由气血亏虚引起的口眼歪斜，也是受风的侵入而引起，因此我在临床实践中摸索出一个经验方即防牛牵正散，不论哪种原因引起的口眼歪斜，在辨证论治的基础上加入防牛牵正散，就能提高治愈率，而且很少留下后遗症。防牛牵正散组方为：白附子 6g、僵蚕 10g、全蝎 4g、防风 60g、牛蒡子 30g、蜈蚣 2 条，方中只有防风、牛蒡子加大用量才能提高治愈率。否则效果不好。

　　案一：钟某，男，45 岁。

　　主症：患者 3 天前晚上开窗睡觉，第 2 天突然口眼歪斜，眼睑闭合不全，伴恶寒发热，头项强痛，肢体拘紧疼痛，面部受凉，伴头痛，舌苔薄白，脉弦紧。

　　证属：面神经炎，风寒阻络型。

　　治法：祛风散寒，和营通络。

　　方药：葛根汤合防牛牵正散加减。

　　葛根 15g、麻黄 6g、桂枝 6g、生白芍 15g、防风 50g、蜈蚣 2 条、

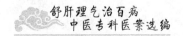
白附子 6g、白僵蚕 10g、全蝎 3g、甘草 5g、牛蒡子 30g。

10 剂，水煎服，每日 1 剂，分 2 次服。

二诊：10 天后来诊，口眼歪斜纠正大半，只有头痛未除，在原方基础上加白芷 10g、羌活 10g、川芎 10g。5 剂。1 个月后随访，口眼歪斜全部纠正。

案二：史某，女，44 岁。

主症：患者 4 天前中午在门洞内打扑克，第 2 天起床自觉口齿不利，说话露风，家人发现口眼歪斜，眼睑闭合不全，自觉发热头痛，眼干口渴，肌肉关节酸痛。见患者除口眼歪斜外，舌边尖红，舌苔薄黄，脉浮数。

证属：面神经炎，风热阻络型。

治法：疏风清热，活血通络。

方药：柴葛解肌汤合防牛牵正散加减。

柴胡 10g、葛根 12g、生石膏 20g、黄芩 10g、白芷 10g、白芍 15g、桔梗 10g、薄荷 10g、防风 60g、牛蒡子 20g、白附子 6g、全蝎 3g、僵蚕 3g、蜈蚣 2 条。

10 剂，水煎服，每日 1 剂，分 2 次服。

二诊：10 天后来就诊，见口眼歪斜已基本纠正，其他症状均已好转。咳嗽痰涎还有，在原方基础上加川贝母 10g、瓜蒌 12g，5 剂，水煎服。20 天后又来就诊，见患者一切正常，两眼能正视，口眼歪斜全部纠正。

案三：许某，女，25 岁。

主症：患者诉长期以来由于自己心肠不宽，善郁发怒，经常胸胁满闷，善太息，头晕目眩，乳房胀痛，月经忽前忽后，少腹胀痛，近几天来发现口眼歪斜，吃饭有露米现象。见患者一派肝气不舒症状，口眼歪斜，舌淡白，脉弦。

证属：面神经炎，肝郁气滞型。

治法：疏肝解郁，养血通络。

方药：抑肝散合防牛牵正散加减。

柴胡 10g、当归 10g、川芎 10g、白术 10g、茯苓 10g、钩藤 10g、甘草 5g、防风 60g、牛蒡子 30g、白附子 6g、白僵蚕 10g、全蝎 3g、蜈蚣 1 条、川楝子 10g、元胡 10g、枸杞子 15。

10 剂，水煎服，每日 1 剂，分 2 次服。

二诊：肝郁不舒症状已基本消失，口眼歪斜纠正一半，纳呆腹胀及月经不调稍有改善，原方中加党参、白术、玫瑰花、月季花，10 剂。

1 个月后电话随访面神经炎已痊愈，肝郁症状已好转。

案四：贺某，男，45 岁。

主症：患者诉口眼歪斜已 5～6 天，眼睛闭合不全，面部抽，患侧脸面麻木作胀，伴头身困重，胸脘满闷，口吐痰涎，舌体胖大，见舌苔白腻，脉滑。

证属：面神经炎风痰阻络型。

治法：祛风化痰，通络止痉。

方药：二陈汤和防牛牵正散加减。

陈皮 10g、半夏 10g、胆南星 10g、石菖蒲 10g、白附子 6g、僵蚕 10g、全蝎 3g、蜈蚣 1 条、防风 60g、牛蒡子 25g、川芎 10g、白芷 10g、羌活 10g、甘草 6g。

15 剂，水煎服，每日 1 剂，分 2 次服。

半个月后疾病已痊愈。

案五：郑某，男，24 岁。

主症：患者诉 10 天前突然呃逆不止，呃时嘴向左侧歪斜，影响纳食，异常痛苦，并有胸胁胀痛，时有恶心，不寒热，不反酸。某医以丁香柿蒂汤加减治疗无效后来诊，见患者苔白腻，脉弦滑。

证属：风邪侵入，胃络气逆痰阻证（呃逆嘴歪）。

治法：祛风化痰，降逆和胃。

方药：防牛牵正散加柴胡、炒白芍、旋覆花、代赭石、甘草等。

防风 60g、牛蒡子 30g、僵蚕 10g、白附子 6g、全蝎 3g、蝉衣 10g、蜈蚣 1 条、柴胡 10g、炒白芍 20g、旋覆花 15g、化赭石 20g、甘草 5g。

3 剂，水煎服，每日 1 剂，分 2 次服。

二诊：服完上药第 4 天来复诊，见呃逆已止，唯觉纳差，精神欠佳。治宜疏肝健脾。

方药：柴芍六君子汤加减。

党参 10g、白术 10g、茯苓 12g、甘草 5g、柴胡 10g、炒白芍 15g、陈皮 10g、半夏 10g、香附 10g，生姜为引，3 剂，水煎服。3 剂后再未来复诊。

（按语）在治疗面神经炎时，可根据不同证型，有所侧重。偏于寒者予以散寒，偏于热者予以清热解毒，偏于肝郁者予以疏肝解郁，偏于虚者予以补虚扶正，偏于血瘀者予以活血化瘀。在这些基础病因施治基础上，历代医学家都加以牵正散，方中白附子能入阳明，善治头面之风痰；僵蚕能祛络中之风，兼化痰；全蝎祛风活络，长于止挚，三药合用，药简力宏，共奏祛风化痰通络之功。我根据当代医学进展情况在牵正散方中加入防风 30～60g、牛蒡子 20～30g、蜈蚣 2 条，取名为防牛牵正散，从而大大提高了面神经炎的治愈率，并缩短了治疗时间。

防风与牛蒡子在治面神经炎方面未发现任何文献记载与报道，只有在工程院院士王永炎教授编著的《中医脑病学》一书中有这样一段论述："病毒原性学说是目前广泛接受的学说。近几年来的研究发现面神经炎主要由病毒感染所致，其绝大部分是由 1 型单纯疱疹病毒所致，这是依据之一。依据之二：西医认为，本病的激发因素与病毒感染有关，很多文献都提到牛蒡子有抗病毒的作用。依据三：现代药理研究证实，防风有抗病毒和改善微循环以及兴奋面神经及汗腺等作用。"根据以上论述，我在治疗面神经炎时在牵正散的基础上加了防风、牛蒡子与蜈蚣，先小剂量使用效果较好，逐渐加大至防风60g、牛蒡子30g时，出现了意想不到的效果，面神经炎的麻痹症状明显好转，全过程用10～20剂中药就能痊愈，比针灸还来得快。

面神经炎的治疗，除内服药外，还应重视外治疗法，特别是针灸和药物贴敷方法，效果突出。

面神经炎的病程长短与疗效有密切关系，病程短者易效，病程长者难医，许多报告表明病程在3～15天者，治愈率较高；6个月以上不愈者，有可能成为终身面瘫。因此早期治疗是提高面瘫治愈率的关键。

案六：崔某，女，52岁。

主症：患者诉3年前的一天晚上开窗睡觉，第2天早上发现口眼歪斜，医治3年，打过针，吃过药，扎过针灸，用过外敷贴等诸多办法见效不大。现在全身无力，自汗，少气懒言。见患者口眼歪斜，面部肌肉萎缩，面色无华，伴头晕，腰酸腿软，五心烦热，舌苔淡红，脉虚细无力。

证属：气血亏虚，肾阴虚型面神经炎。

治法：补气养血，滋补肾阴，活血通络。

方药：补阳还五汤合防牛牵正散。

当归10g、川芎10g、赤芍15g、桃仁10g、红花10g、炙黄芪30g、地龙15g、熟地15g、白芥子6g、僵蚕10g、全蝎3g、防风60g、牛蒡子30g、蜈蚣2条、枸杞子15g、怀牛膝12g、地骨皮15g、黄柏10g、知母10g、沙参15g、麦冬15g、川楝子10g。以上方剂调理3个月服药60剂，虚性症状都消失，唯有口眼歪斜只纠正80%，恐成终生面瘫。因此，早期治疗是提高面瘫治愈率的关键。

第九节 三叉神经痛

三叉神经痛是三叉神经区域反复发作的阵发性短暂性剧烈性疼痛，又称痛性抽搐。本病多由风寒风热邪气乘虚侵袭阳明经络以致气血凝涩，经络痹阻或脾虚失运，痰湿阻络或胃火上炎阳明经络，以致脉络不利或肝气郁结，郁久化火，肝火上逆，扰于清窍所致。本病发病以风、火、痰、瘀、虚为其基本病理因素。

本病以实证居多，病初体现以风、火、痰、瘀互结的实证，病变持久反复发作，火热伤阴，故后期出现阴虚，甚至阴虚阳亢的证候，治法应以清热祛风、凉血活血、解痉止痛、疏肝理气为主。

案一：患者，女，60岁。

主症：患者诉突然一侧面部痉挛数秒至两分钟，一日发作4～5次，遇热疼痛加重，经常两肋胀痛打嗝，心情不好时发作次数更多更快，脉搏细弦，舌边红，苔黄。

证属：肝气不舒，郁久化热，影响阳明经络。

治法：疏肝清热，凉血解痉。

方药：柴胡10g、赤芍15g、生白芍15g、升麻3g、当归10g、生地15g、丹皮10g、生山栀10、石膏30g、知母15g、防风10g、荆芥10g、蝉衣10g、细辛3g、白芷15g、全蝎10g、蜈蚣2条、半夏30g、生姜30g。10剂痛止，又服15剂痊愈。

（**按语**）由于教科书上标注半夏有毒性，因此，我在临床实践中对半夏这味药有畏惧感，故初用半夏时放姜半夏，而且用生姜30g为引，在半夏用量上开始先30g，逐渐加重到60g，疗效很好。半夏有镇痛和镇静的作用。应注意半夏用量是关键，小量（6g）可降逆和胃，中量（15g）可以化痰开结，大量（60g）可以止痛镇静，治疗三叉神经痛时半夏60g才有明显的疗效。

案二：患者，女，42岁。

主症：患者诉突然一侧面部疼痛，头面炽热潮红，前额胀痛，口渴欲饮，便秘，尿黄，舌红，苔黄腻，脉弦数。

证属：胃热上火。

治法：清胃泻火止痛。

方药：清胃散加减。

川黄连6g、升麻6g、生地15g、丹皮10g、当归10g、大黄6g、钩藤15g、菊花15g、僵蚕15g、生石膏30g、全蝎6g、川牛膝30g、白芷10g、夏枯草30g。服药的同时服酒浸蔓荆子液，每日2次，每次50ml。

制法：蔓荆子60g、白酒500g，浸泡7天。患者服药1周后，数年的顽疾痊愈。随访2年未复发。

（**按语**）临床实践证明蔓荆子具有镇静止痛作用，可治疗神经性头痛、肌肉神经痛。本品治疗三叉神经痛也有奇效，在临床应用时可根据病情灵活加减，如风寒外袭者加细辛，荆芥；风热内藏者加夏枯草、菊花；血瘀头痛者加当归、川芎、桃仁、红花。

三叉神经痛诊断要点：

（1）多发于中年，女性居多，发作突然，无先兆，常为轻微刺痛诱发，如刮须、刷牙、进食、讲话、吹风等都可以诱发。

（2）疼痛部位局限于面部三叉神经分部区域，通常自一侧的第一支（上颌支）或第三支（下颌支）开始，随病情进展可影响其他分支。

（3）疼痛的性质为反复发作性锐痛如电击样、烧灼样或刀割样撕裂性剧痛，持续时间短，一般在数秒钟至1～2分钟，一日数次或一分钟多次，发作数周或数月后可缓解，间歇时正常。

（4）伴随症状：可伴有患侧肌肉抽搐，流泪，流涎，结膜充血，或因扳机点的存在，患者不敢洗脸、刷牙、吃饭、精神抑郁等。

（5）经神经科检查或实验室检查无阳性体征，同时通过年龄体征不难诊断三叉神经痛。通过多次拔牙，疼痛无减轻的可考虑该病。

案三：患者一侧面部疼痛，持续时间1～2秒钟，头晕沉，恶心，呕吐痰沫，时发时止，胸腔满闷，肢重体倦，舌苔厚腻，脉弦滑。

证属：痰厥头痛证。

治法：化痰降逆止痛。

方药：半夏10g、白术10g、天麻10g、茯苓10g、陈皮10g、川芎10g、僵蚕10g、全蝎6g、白芷10g、甘草6g。服药10剂效果不佳。二诊时加牛蒡子30g效果很好。

（按语）中医认为，三叉神经痛是由外风袭来引起的。在很多经验中指出牛蒡子有抗毒作用，根据以上理论悟出牛蒡子有治疗三叉神经痛的作用，于是在上方的基础加牛蒡子30g，1剂后疼痛减轻，连服3剂疼痛消失。随访1年未复发。

第十节 荨麻疹

荨麻疹也称"风疹块"，究其原因多由于风寒热湿之邪客于肌表，营卫不和所导致。临床常以祛风和血之剂治疗。现代医学多用麻黄碱和葡萄糖酸钙针剂治疗。我由此受到启发，用麻杏石甘汤内有麻黄的作用，乃试着治疗荨麻疹，结果效果很好，从而想到中医讲肺主皮毛，皮毛之病从肺论治效果甚好，而麻杏石甘汤主治肺部咳嗽、用于高热急喘、邪热犯肺之症效良，本症也是风热犯肺，故试用之。组成：麻黄9g、杏仁10g、甘草3g、生石膏12g、苦参30g、防风10g、浮萍草9g、蚕沙10g、全蝎3g、地肤子10g、白鲜皮10g。

案一：续某，女，72岁。

主症：患荨麻疹2个月，瘙痒难忍，吃西药2个月，每天晚上发病，来找我治疗。症见上身充满风疹块，亦有咳嗽。

证属：热郁与肺，风湿阻表。

治法：宣泄郁热，祛风止痒。

方药：麻黄 6g、杏仁 10g、石膏 15g、全蝎 5g、蜈蚣 2 条、蚕沙 15g、白僵蚕 10g、苦参 30g、地肤子 30g、白鲜皮 15g、防风 10g、浮萍草 15g、蝉蜕 10g、徐长卿 15g。连续口服 10 剂痊愈。

案二：李某，男，43 岁。

主症：患者风疹为淡红色，发作时间常在夜晚，有痒感，日轻夜重，迁延数年不愈，神疲乏力，面色苍白，舌质淡薄，脉搏细缓。

证属：阴虚血燥。

治法：养血润燥止痒。

方药：麻黄 10g、杏仁 10g、石膏 20g、甘草 5g、防风 10g、全蝎 6g、蜈蚣 2 条、生地 15g、当归 10g、首乌 10g、白芍 10g、刺蒺藜 15g、苦参 30g、地肤子 15g、白鲜皮 20g、蝉蜕 10g、蚕沙 10g。水煎服，每日 1 剂，分 2 次服。连续口服 10 剂痊愈。

第十一节　湿疹证治体会

案一：患者周身皮疹奇痒难忍，有滋水，搔之更甚，已有 1 个月，舌苔黄腻，脉弦缓。

证属：湿热毒盛。

治法：清热利湿，止痒解毒。

方药：生地 12g、丹皮 10g、赤芍 10g、菊花 10g、徐长卿 12g、茯苓皮 20g、车前子 10g、紫草 12g、白鲜皮 15g、苦参 30g、地肤子 15g、泽泻 12g、乌梅 10g、甘草 5g。口服 7 剂。

二诊：滋水减少作痒仍剧，治疗方法在上方中加入黄芩 10g、芦根 30g。

三诊：滋水已干，奇痒亦止，皮疹已退，继续服用上方5剂痊愈。

案二：患者慢性湿疹已2年，奇痒难忍，睡眠差，面色淡白，脉缓滑，苔薄腻。

证属：气血亏虚，脾虚湿甚。

治法：养血祛风止痒。

处方：当归15g、熟地15g、威灵仙15g、生白芍30g、夜交藤30g、苦参30g、白鲜皮30g、制首乌20g、五味子10g、乌梅20g、生龙牡各20g、酸枣仁20g、白蒺藜15g。口服7剂。

二诊时口渴咽干，在原方内加生地15g、元参15g、麦冬15g。

三诊时见皮红略热，原方中加地骨皮15g、丹皮10g、赤芍10g、蝉蜕10g。服药7剂，随访时病已痊愈。

湿疹是一种常见的皮肤病，此病多因湿热邪阻皮肤而成，因此治疗应细察风湿之轻重，增减用药。湿热的治疗要抓住湿热两端，治疗时以清热利湿药为首选，利湿药中用如茯苓皮、薏苡仁、泽泻。如湿重加防己、赤小豆、冬瓜皮，纳呆者加苍术、川椒、陈皮、半夏。清热药用半枝莲、蒲公英、菊花、黄柏、甘草。如舌苔淡绛有血热现象以凉血清热为主，药用生地、丹皮、赤芍。口干者可用黄连、石膏、芦根。有滋水甚多者加煅龙牡、五味子、乌梅等收敛。

凡湿疹无论是热重或是湿重，必须用地肤子、白鲜皮、苦参3味药，这3味药可以清热除湿祛风解毒。这3味药有抑制皮肤真菌的作用。如湿疹除皮肤瘙痒外，还有皮肤麻木酸胀者则须加散风药如僵蚕、蚕沙等，湿疹患于上肢的选用羌活、防风，患于下肢者用川牛膝以引药达病所。老年湿重有痰者加土茯苓30g、怀牛膝10g等，可加速治愈效果。

除内服外还可以用蛇床子、苦参、马齿苋、川椒、明矾、徐长卿、百部等水煎外洗，止痒效果好。

第十二节　老年性皮肤瘙痒症

老年人皮肤瘙痒是以自觉皮肤瘙痒为主的症状，无原发性皮肤损伤，多呈阵发性，搔后常出现抓痕、血痂、色素沉着或苔藓样变等继发性损害，多因风邪外袭或血热内扰或血虚失养所致。

中医认为风盛则痒，老年人卫外不固易受风邪，风寒或风热侵袭肌表与营卫相博或风湿湿热蕴阻肌肤不得疏通而导致瘙痒。

老年人肝血亏虚易致血虚生风或血虚化燥，不能润肤而致瘙痒。如何辨别本病的虚实，本人认为病为新起瘙痒剧烈兼表证者属实病，久病或继发他病伴皮肤干燥者多属血虚。

分症治法典型病案两则。

案一：张某，男，73岁。

主症：新起病，皮肤瘙痒剧烈，遇热更甚，皮肤抓破后有血痂伴恶风，并发热，口干，心烦，小便黄，舌红苔薄黄，脉搏数。

证属：风热血热症。

治法；疏风清热，凉血止痒。

方药：四物汤加消风散加减。

荆芥10g、防风10g、牛蒡子10g、木通6g、元参15g、蝉衣10g、生石膏30g、白鲜皮15g、当归15g、金银花15g、紫草30g、丹皮10g、生地15g、赤芍15g。5剂水煎服。

二诊：服药后发热、口干、心烦减轻，唯瘙痒还甚。在原方基础上加地肤子30g、苦参15g、白蒺藜10g，5剂。并用外洗方：蛇床子15g、地肤子15g、川椒10g、明矾6g、车前子15g。每天晚上煎药洗痒处，10天后症状消失，随访1年未复发。

案二：王某，男，68岁。

主症：瘙痒2年，皮肤干燥，抓破血痕累累，脱屑伴头晕眼花，失眠多梦，舌红苔薄，脉细数。

证属：血虚风燥型。

治法：养血祛风。

方药：当归饮子加减。

荆芥 10g、防风 10g、当归 10g、生地 10g、白鲜皮 15g、丹参 15g、鸡血藤 30g、阿胶 10g、甘草 5g、生黄芪 20g、苦参 15g、徐长卿 15g。服 7 剂。2 个疗程诸症消失，病告痊愈。

老年性皮肤瘙痒病患者病愈后应注意调养和预防。

①忌饮酒，少食鱼虾蟹等类诱发食物，多吃水果蔬菜。

②避免抓痒、热水洗烫等，不用碱性强的肥皂水洗澡。

③穿衣服柔软宽松，适宜穿棉织品不宜穿毛织品或化纤品。

第十三节　前列腺增生

前列腺增生为男性老年人常见病，多见尿频、尿急、尿短，点滴不畅，夜尿多等症状。其原因是前列腺增生后压迫后尿道及膀胱颈部，导致以尿道梗阻为主要症状的临床综合征。

前列腺增生是男科退行性病变，治疗较棘手。因为人体肝脉通于此处，肝是易动难静的脏器，其他脏腑有病可以自病，唯有肝有病很快影响其他脏腑，所以人体泌尿系统的阴痛、睾丸痛以及湿热下注、邪毒蕴结等病证都和肝郁阻络有关。所以在治疗泌尿系统疾病时多加入舒肝理气药品，我受经络学说的影响，在治疗人体疾病时凡是肝经走过的部位多加入舒肝理气之品，易于见效。

治疗前列腺增生也是一样的道理，近几年来我在临床中都需加入四逆散等疏肝解郁之剂，经多年实践研制出一个特效方，名曰玄马四逆散，即在四逆散的基础上加玄参用于散毒热，解郁结，玄参用量 30 ～ 90g，再加入马鞭草用于清热、解毒、活血、散瘀，利水、消肿等，马鞭草最大量 30g。

案一：李某，男，66 岁。

主症：患者诉患前列腺增生 6 年，5 年前曾用前列腺片以及抗菌素等药治疗，虽然症状有所改善，但排尿不畅、尿线短细、夜尿多仍然存在，每逢感冒以后前列腺增生症状就加剧，尿线更细，余沥不净，大便秘结，少腹满痛，疼痛难忍，舌苔黄厚，脉弦滑数。

证属：膀胱湿热，血瘀阻络。

治法：清利湿热，疏肝活血。

方药：八正散加玄马四逆散加减。

玄参 60g、马鞭草 20g、柴胡 10g、枳实 12g、生白芍 15g、甘草 5g、木通 6g、车前子 10g、萹蓄 15g、大黄 6g、滑石粉 15g、瞿麦 15g、山栀子 10g。

10 剂，水煎服，每日 1 剂，分 2 次服。

二诊：尿线变长，夜尿减少，每晚 2 ～ 3 次，大便变软，每日 1 次，原方去桃仁、大黄，加党参 15g、白术 15g，固其正气。10 剂，水煎服，每日 1 剂，分 2 次服。

三诊：夜尿 1 日 1 次，经 B 超检查前列腺增生缩小约鸽蛋大小，表面光滑，弹性好，在前方基础上加补骨脂 15g、菟丝子 15g。10 剂，调理脾肾，汤药服完后，坚持服鳖甲煎丸 6 个月。

案二：张某，男，56 岁。

主症：患者诉患前列腺增生 10 年之久，经常吃前列康片药等，病情能缓解一时。近 5 天来小便点滴不畅，少腹胀痛不舒，排尿无力，面色无华，畏寒肢冷，腰膝酸软无力，舌质淡，苔白，脉沉细弦。

证属：肾气虚，水停证。

治法：疏肝补肾，活血利水。

方药：济生肾气丸加玄马四逆散加减。

肉桂 3g、泽泻 10g、制附子 6g、山茱萸肉 10g、山药 12g、茯苓 10g、丹皮 10g、牛膝 15g、生黄芪 30g、甘草 5g、玄参 6g、马鞭草 30g、柴胡 10g、枳实 12g、生白芍 15g。

10 剂，水煎服，每日 1 剂，分 2 次服。

二诊：服药后夜尿减至 3 次，余症稍减，原方再服 10 剂。

三诊：服药后夜尿减少到 1 次，尿线变粗，无中断，小腹胀痛，腰膝酸软消失，B 超检查前列腺正常，鳖甲煎丸按量服 3 个月。

案三：赵某，男，72 岁。

主症：患者诉患前列腺增生 15 年，平时吃一些补肾利水药，情况有所好转。最近以来小腹坠胀，排尿无力，时欲小便不得出，咳嗽时小便失禁，神疲乏力，气短懒言，食欲不振，胸腹胀闷，肛门下坠，舌质淡，苔薄白，脉弦弱。

证属：中气虚弱，气虚下陷。

治法：舒肝理气，补气升提。

方药：补中益气汤加玄马四逆汤加减。

生黄芪 30g、党参 15g、白术 10g、当归 10g、升麻 6g、柴胡 10g、益母草 12g、桔梗 10g、枳壳 10g、猪苓 10g、泽泻 12g、车前子 10g、泽兰叶 12g、甘草 5g、玄参 60g、马鞭草 20g、枳实 12g、生白芍 15g。

10 剂，水煎服，每日 1 剂，分 2 次服。

二诊：服药后尿急尿频好转，排尿无力，神疲乏力明显减轻，原方再服药 15 剂。

三诊：其他症状均消失，用补中益气丸、肾气丸巩固疗效。

案四：张某，男，70 岁。

主症：患者诉患前列腺增生已 10 年，最近小便淋沥不畅，并有口渴、口干、烦渴欲饮，呼吸急促，胸闷气短，多有咳嗽喘息，舌质红，苔薄黄，脉弦数。

证属：肺热壅盛，肝气不舒。

治法：疏肝解郁，宣肃利水。

方药：玄马四逆散加沉香散加减。

玄参 60g、马鞭草 30g、柴胡 10g、枳实 12g、生白芍 15g、甘草 5g、沉香 3g、陈皮 10g、当归 10g、王不留行 15g、桔梗 10g、冬葵子 10g、木通 6g、滑石 10g、川牛膝 30g、穿山甲 6g、桑白皮 10g、黄芩 10g。

10 剂，水煎服，每日 1 剂，分 2 次服。

二诊：服药后小便淋沥不畅，口干欲饮已好转，前方再服 15 剂。

三诊：上述症状均已消失，用鳖甲煎丸巩固疗效。

（按语）正常人的小便通畅与否有赖于三焦气化，而三焦气化主要依赖于肺、脾、肾三脏来维持。在生理情况下，水液通过胃的受纳，脾的转输，肺的通调而下达于肾，再通过肾的气化功能，使清者上归于肺，布输全身，浊者下输膀胱，排出体外。

老年人脏腑功能衰退，肺气虚不能升清降浊，肾气虚，肾的功能失常，肾阳虚则阳无以化，则关门开阖不利。此外肝郁气滞，血瘀阻滞，湿热壅阻都可以影响三焦气化，导致小便不通。总之本病的病位在膀胱、三焦，基本病机责于肾虚血瘀。肺失治节，湿热壅阻，肝郁气滞，中气下陷均可以诱发或加重。

在施治该病中，不但要审症求因，还要明辨虚实，不论虚证实证都要着眼于通。三焦、膀胱均属于六腑，六腑以通为用，所以治疗前列腺增生必须着眼于通，玄马四逆散就是解决疏肝通调的作用。不管前列腺增生的原因是什么，都可在治因方剂的基础上加玄马四逆散，从而发挥广泛的通调功能。在实证中通过它的疏通作用，加快新陈代谢、促进气化功能，把病邪排出体外。在虚证中，在病因方剂的基础上加玄马四逆散能促进脾肾的运化和气化功能，使增生的前列腺缩小，小便调于正常，又能把充足的营养成分运送到五脏六腑，使身体尽快康复。